DESCODIFICACIÓN BIOLÓGICA: GINECOLOGÍA Y EMBARAZO

DESCODIFICACIÓN BIOLÓGICA: GINECOLOGÍA Y EMBARAZO

Síntomas, significados y sentimientos

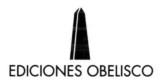

EDICIONES OBELISCO

Si este libro le ha interesado y desea que le mantengamos informado
de nuestras publicaciones, escríbanos indicándonos qué temas son de su interés
(Astrología, Autoayuda, Ciencias Ocultas, Artes Marciales, Naturismo,
Espiritualidad, Tradición...) y gustosamente le complaceremos.

Puede consultar nuestro catálogo en www.edicionesobelisco.com

Colección Salud y Vida natural

DESCODIFICACIÓN BIOLÓGICA: GINECOLOGÍA Y EMBARAZO
Christian Flèche

1.ª edición: junio de 2017

Título original: *Décodage biologique: gynécologie et grossesse*

Traducción: *Paca Tomás*
Corrección: *Sara Moreno*
Diseño de cubierta: *Enrique Iborra*

© 2012, Le Souffle d'Or
(Reservados todos los derechos)
Derechos de traducción al castellano a través de Abiali Afidi Agency
© 2017, Ediciones Obelisco, S. L.
(Reservados los derechos para la presente edición)

Edita: Ediciones Obelisco, S. L.
Collita, 23-25 Pol. Ind. Molí de la Bastida
08191 Rubí - Barcelona
Tel. 93 309 85 25 - Fax 93 309 85 23
E-mail: info@edicionesobelisco.com

ISBN: 978-84-9111-231-0
Depósito Legal: B-10.587-2017

Printed in Spain

Impreso en España en los talleres gráficos de Romanyà/Valls, S. A.
Verdaguer, 1 - 08786 Capellades (Barcelona)

Dedico este libro
a todos mis pacientes
pasados,
presentes
y futuros
que fueron,
son
y serán,
sin saberlo,
mis Maestros.

Me habéis enseñado mi oficio
y me habéis dado tantas lecciones
de humanidad,
sobre la Vida
y sobre mí mismo
que os debo cada línea de este libro.

Gracias.

INTRODUCCIÓN

Descodificación biológica
de los problemas ginecológicos y obstétricos

Síntomas, el sentido y las vivencias

De siempre como de nunca...

Este libro, que tienes entre las manos, es a la vez *antiguo y nuevo*. ¡Como nuestro cuerpo! Resultante de miles de años de adaptación al medio ambiente, el cuerpo es el testigo de nuestra supervivencia en condiciones de estrés extremadamente variadas: frío, calor, guerra, hambruna, cambios de toda índole... Nuestra presencia viva es, hoy en día, el signo indiscutible del éxito de la última versión biológica, hasta la fecha, que es el cuerpo, este cuerpo inseparable del espíritu. Aquí está el tema de esta serie de obras: **«Descodificación biológica de las enfermedades y...»** o *«cuando la adaptación se traduce por un síntoma»*. Esta colección es, a la vez, una reedición de la estructura y del espíritu del libro precedente, editado en 2001, *Descodificación biológica de las enfermedades – Manual práctico* y una obra totalmente nueva porque todo, de arriba abajo, ha sido revisado y completado. Ante el éxito de esta obra, me ha parecido indispensable ofrecer un manual más funcional, más completo, enriquecido con nuevos ejemplos y nuevas descodificaciones. Te aseguro que lo que se escribió sigue siendo válido; los ojos siempre sirven para ver, los pulmones para respirar, el eczema está todavía unido a un conflicto de separación. No obstante, después del año de su aparición, mis colegas y yo mismo hemos seguido *¡a la escucha biológica!* Y cosechando nuevos conocimientos de los vínculos *enfermedad – vivencia biológica conflictiva,* es decir, nuevas descodificaciones biológicas de las enfermedades. Todas esas experiencias han constituido un florilegio, un ramo de flores y unas espigas cargadas de semillas. Las encontrarás en las páginas de esta colección. Una colección dividida por aparatos al igual que nuestro cuerpo, que es un ensamblaje de aparatos: los aparatos digestivo, respiratorio, renal, cardíaco... Todos estos aparatos son solidarios para mantenernos en vida y, con ese objetivo, garantizan una función específica, única: digerir, respirar, eliminar... Así pues, cada obra presentará lo que fue un capítulo del libro precedente. Y la nueva edición del libro completo *Descodificación biológica de las enfermedades – Manual práctico* sigue existiendo.

Fuentes

En cuanto a las **fuentes** de estas descodificaciones biológicas de las enfermedades, encontrarás de vez en cuando en el texto, seguido de un enunciado del conflicto, el nombre de la persona a través de la cual me ha llegado esta descodificación. Por supuesto, esto no le pertenece de ninguna manera, no es el autor, sino el descubridor. Y, hecho curioso, pero no tan sorprendente como parece, a veces, la misma descodificación me ha llegado simultáneamente por dos personas que no se conocían pero que, sencillamente, **tenían la misma escucha**

biológica. De esta forma, la descodificación de las meninges me ha parecido evidente escuchando a una paciente que tenía miedo por su cerebro y quería protegerlo (una de las funciones de estas envolturas que son las meninges es la protección del cerebro). Sorpresa, cuando oí a un médico marsellés proponer la misma descodificación en una conferencia algunos días más tarde. Muy a menudo, observo esta sincronicidad de descodificación con un amigo, Salomon Sellam, cuando compartimos nuestros descubrimientos.

Por estas razones, he escogido no indicar el autor de manera sistemática tras cada descodificación. Según mi punto de vista, el paciente, aquejado de parálisis, de asma o de hemorroides, y el terapeuta, teniendo que descodificarlo, sólo tendrán que indicar que se trata del señor Tal o la señora Cual quien ha sido el primero en poner esto en palabras. Lo único que importa es *entender, conocerse, cambiar.* Así, el texto no será recargado y los egos de los descubridores tampoco. Y a veces, de verdad, simplemente he olvidado cómo me ha llegado la información. ¿Fue durante la consulta, que me vino de repente una iluminación? ¿Fue la lectura de la obra de Robert Guinée? ¿De los seminarios ofrecidos por el doctor H. S. Marto, de una conversación con Jean-Jacques Lagardet, Philippe Lévy o Salomon Sellam?

Lo esencial, en el fondo, es que deseo compartir contigo todas nuestras experiencias; porque sé, por vuestros testimonios, el provecho que habéis sacado y el que podréis sacar.

Estas frases conflictivas serán las señales indicativas en tu camino. El objetivo de la búsqueda no es la señal, esta última indica una emoción, pero no solamente una. Por lo tanto, no te pares nunca en una señal, nunca antes de haber revivido o hecho revivir esas emociones, esas vivencias a fondo, es decir, hasta sus transformaciones. Ve hasta el final del camino. Por eso, es preferible ser dos. *«Una desgracia compartida es la mitad de la pena»*, dice un proverbio sueco. El *shock* es un drama vivido solo. La solución es volver a vivir ese drama, pero a dos. *«Os presto mis orejas con el fin de que podáis oír mejor»* como muy bien dijo y puso en práctica Françoise Dolto.

Especificidades de la bio-descodificación

Por otro lado, si bien otras obras, muy interesantes, proponen vínculos psicológicos con las enfermedades, insisto en repetir **las especificidades de la bio-descodificación.**

No se trata de conflictos psicológicos, sino de **conflictos biológicos.** *¿Pero qué es lo que realmente quiere decir esto?* En efecto, muchos de los investigadores de hoy en día entienden que la enfermedad tiene un sentido preciso: psicológico, simbólico, metafísico… Hipótesis siempre apasionantes porque el enfermo se descubre a sí mismo. Hasta Hipócrates, él mismo, afirmaba: *«El cuerpo crea una enfermedad para curarse».* ¿Pero curarse de qué?

— ¡De algo, forzosamente, **peor que la enfermedad!** Si no, esto sería de una perversidad cruel, ilógica.
— ¡De algo de lo que aún **no tenemos conciencia,** por supuesto, si no, todo el mundo estaría de acuerdo sobre el origen de las enfermedades!
— De algo de lo que la enfermedad sería como la solución, la salida de emergencia. Es esto mismo lo que

propone la bio-descodificación: ¡la enfermedad es útil y, a veces, vital! Es lo que llamo «**el sentido biológico**» de las enfermedades. ¿De qué se trata?...

El sentido biológico

¿Tienes una conciencia clara de tu respiración? ¿Del volumen de aire que estás utilizando en este momento? ¿De la cantidad que pides a los pulmones en cada respiración? ¿Sabes qué porcentaje de tu capacidad respiratoria utilizas la mayor parte del tiempo? - ¿80 por 100? - No. - ¿50 por 100? - Tampoco. Alrededor del 9 por 100 (½ litro de los 6 litros de capacidad pulmonar).

¿Y el porcentaje de tus capacidades musculares? ¿Utilizas a fondo, *en cada momento,* todos tus músculos? No, claro. ¿Y tú capacidad cardíaca, digestiva, intelectual? Un porcentaje pequeño. Siempre. ¿Qué decir de vuestros espermatozoides, señores, de vuestros óvulos, señoras? En una vida, ¿cuántos han sido útiles? Contad vuestros hijos y tendréis la respuesta. Entonces, ¿por qué esta capacidad de más de los pulmones, ese añadido de músculos, ese derroche de espermatozoides, de estómago, de corazón? ¡Podrías vivir una vida normal con un solo riñón, un solo pulmón y el 60 por 100 de tus arterias coronarias tapadas! Sorprendente, ¿no?

Obviamente, ese suplemento de órganos, aparentemente inútil, tiene un sentido: son las situaciones de urgencia, de excepción. Subes las escaleras corriendo, te persigue un perro furioso, has perdido el autobús y corres por la calle… En estas ocasiones, utilizarás el 100 por 100 de tus pulmones, tus arterias, tus músculos… O sea, el cuerpo mantiene la inmensa mayoría de sus células sólo «¡*por si acaso!*».

Pero si la situación se vuelve todavía más excepcional, entonces la reserva de pulmones, de corazón, de cerebro, de intestinos, etc., no será suficiente. Inmediatamente, el cuerpo **fabrica** lo necesario en mayor cantidad: frente al sol, broncea; la noche de fin de año, fabricará más cantidad de jugos gástricos; si vamos a un lugar de mayor altitud, el cuerpo fabricará más glóbulos rojos; y el cuerpo, siempre él, creará más cantidad de hueso después de una fractura, en previsión de nuevas agresiones sobre este hueso, como el trabajador manual tiene más callos en las manos que un intelectual.

En resumen, el cuerpo tiene tres funciones biológicas:
— **El funcionamiento de base:** mis pulmones ventilan 16 veces ½ litro de aire por minuto, mi corazón se contrae 74 veces por minuto, mi estómago segrega por día un litro de ácido clorhídrico, etc.
— **El funcionamiento modificado:** los pulmones pueden ventilar 22 veces 2 litros de aire por minuto, mi corazón puede contraerse 180 veces por minuto, mi estómago segregar 1,5 litros de ácido clorhídrico por día, etc.
— **El funcionamiento de excepción:** ante una situación poco frecuente, de urgencia, una reacción poco frecuente, de urgencia. Mis pulmones fabrican más células de pulmón (un tumor) para absorber más aire; mi ritmo cardíaco tiene un ritmo desenfrenado (taquicardia, fibrilación, extrasístole); mi estómago, esta vez, en lugar de pedir a sus células que segreguen más ácido clorhídrico creará nuevas células (un pólipo) que producirán

más ácido; el cuerpo crea una cantidad impresionante de glóbulos rojos nuevos, es la poliglobulia, etc.

El funcionamiento de excepción es, o bien por exceso, como acabamos de describirlo, o bien por defecto: menos glóbulos rojos, menos ácido clorhídrico, menos desarrollo pulmonar, de estómago, de riñones, de hueso... si esto es necesario para adaptarse o para sobrevivir (úlceras, necrosis...). Por ejemplo, en Escandinavia, mi piel necesita menos bronceado para que el cuerpo capte la luz solar (como en la enfermedad de vitíligo); esto será al revés en África. En el espacio, mis huesos se descalcifican, pierden su sustancia, me son menos necesarios debido a la ingravidez. En una situación de miedo, algunos bloquean sus pulmones, dejan de respirar, contienen su respiración.

En consecuencia, tenemos cinco comportamientos biológicos en función de la necesidad, del acontecimiento exterior:

+++ : fabrico más alvéolos, más estómago...

+: respiro profundamente, las células de mi estómago se multiplican...

Estado habitual, de base: respiro inconscientemente, la mucosa de mi estómago produce poco ácido...

- : bloqueo mi respiración, bloqueo mi digestión...

- - - : destruyo el parénquima respiratorio, provoco una úlcera de estómago...

La emoción tiene un fundamento biológico

Surge en un **instante de inconsciencia,** de divorcio consigo mismo, aparece de súbito a nuestras espaldas. Efectivamente, ¡no tardamos ni un año en ponernos enfermos o en caernos de una escalera o, incluso, en quedarnos encinta! Este cambio se produce en una fracción de segundo. Esto sucede en un lugar y en un tiempo preciso que se tratará siempre de reencontrar. ¿Por qué? Porque ésta es la única manera de retornar a nuestra consciencia lo que se ha personificado en el síntoma. Si no revivimos ese instante, ese «**bio-shock**», nunca podremos volver a contactar con el sentido biológico de la enfermedad. Se trata, en nuestra experimentación, de una vivencia que hemos sentido una primera vez inconscientemente, sin saberlo.

El bio-shock es un momento de encuentro entre el mundo exterior y nuestro mundo interior. Y este encuentro produce, ya sea una satisfacción, ya sea una insatisfacción. Estas dos reacciones son perceptibles gracias a las emociones. La emoción es la huella consciente de una actividad interna, es el indicio de una función biológica satisfecha o no. Hemos comido, nos sentimos saciados, llenos. Si no es el caso, nos sentimos frustrados, enfurecidos, con carencias. Hemos dormido bien, nos sentidos relajados, frescos. Todo a nuestro alrededor garantiza nuestra seguridad, nos sentimos apacibles y nuestro comportamiento se perpetúa; nos relajamos. Pero si el entorno es hostil, entonces el miedo surge de lo más profundo de nosotros con el fin de ponernos al acecho para que después esto nos permita reencontrar la seguridad.

La emoción aparece siempre en un instante, de manera involuntaria, incontrolada y adaptada a la perfección a una

situación exterior. Está instalada en nuestro cuerpo de manera precisa (calor en el vientre, tensión en la garganta, hombros pesados, piernas cansadas, hormigueo en las manos, etc.).

Entonces, ¿la emoción es nuestra amiga?... Para responder, déjame preguntarte: ¿cuál es la energía más poderosa?

A mi juicio, es la emoción. La emoción es nuestro carburante, la esencia misma de nuestra vida, nuestro combustible de base. Sólo la emoción nos permite avanzar, nos da ganas de levantarnos por la mañana, de actuar, nos permite cuestionar y seleccionar para ir en la dirección que nos conviene. La emoción provoca encuentros o aislamiento, está en el origen de todas nuestras decisiones impulsivas.

Dime, ¿qué sería tu vida sin emociones? Es la emoción del placer la que nos empuja a escoger un plato en un restaurante. ¡Obsérvate! Sin emociones, ¿por qué ir a tal velada, hacia tal colega? La idea de una lectura o de un encuentro crea –anticipadamente– en tus entrañas alegría o repulsión. ¿En función de qué comprarás o no el libro, irás hacia el otro o no? A veces, no ir a una reunión crea malestar, culpabilidad. Para evitarlo, por ejemplo, aceptas ir a la reunión porque la emoción de aburrimiento será menor que la de culpabilidad.

O sea, hay dos motores:

— ir hacia (o mantener) una emoción positiva;

— alejarse de (o eliminar) una emoción negativa.

Sí, ¿qué harías sin el motor emocional? Que seas consciente o no, no cambia nada. Dime: ¿qué acto de tu vida, o qué actitud, se ha engendrado fuera de la emoción? ¿Verdaderamente, podemos actuar a sangre fría?

Es sencillo prestar a nuestros *primos,* los animales, el mismo movimiento interno, una vida emocional. Deseo de alimentarse, de encontrar morada y, cuando la impregnación hormonal está satisfecha, ¿qué decir de ese impulso que empuja a los machos a vigilar el rebaño de las hembras o a desearlo ardientemente o, también, a pelearse? Una vez más, ese miedo, cuando surge el depredador. Algunos, más audaces, llegarán incluso a prestar una forma de emoción al reino vegetal. Basta con ponerse de acuerdo sobre lo que expresa el término «emoción».

Las emociones traducen a nivel consciente lo que se vive a nivel biológico celular, porque la función de la emoción es transmitir al consciente una función biológica satisfecha *(colmado, saciado, aliviado...),* o insatisfecha *(agredido, frustrado, hambriento...).* En este sentido, pienso que **«la emoción es la gasolina que hace funcionar el motor».** ¡Mira a tu alrededor! ¡Mira en ti mismo! Sin emoción, no hay vida. Sin vida, no hay emoción. Es, a la vez, el bien más preciado y el más descuidado, renegado, rechazado, minimizado, satanizado. Sinónimo de debilidad, está reservado a los profesionales de la emoción, a los artistas de todos los pelajes, a los románticos, a los trovadores, a los cineastas, a los músicos... Porque, para los adultos serios, no es razonable emocionarse en sociedad; en caso de hacerlo, entonces, se hace por poderes. Vamos a un espectáculo y, allí, vemos sollozar al artista, asistimos al drama, a su cólera, le dejamos expresar lo que nos atormenta en las entrañas, le confiamos lo que ya no sabemos decir, decirnos.

Es penoso, una desgracia y una lástima. Un verdadero desastre. Tengo el corazón que se me parte en dos y la baba que, de rabia, me sube a los labios y, en el alma, una melancolía se espesa como una bruma de otoño en el puerto de Londres.

Porque es lo que nos hace vivir, lo que nos mata por defecto. Sí, decir que lo que nos da placer es lo que, por defecto, nos hace sufrir.

Si la espiritualidad, la cocina o el deporte te hacen vibrar y, en sí mismos, dan sentido a tu vida, el día que te los quiten, de lo más profundo de ti llegará la emocional pregunta: ¿por qué seguir viviendo? Si lo que está en el origen de todos tus placeres (como, por ejemplo, el sexo, la cultura, la vida en familia) falta, ¿cuánto sufrirás por haber tenido ese vínculo como fuente de placer?

Inconsciente y biología

El individuo, en su medio, es a la vez cuerpo y espíritu. El éxito de la adaptación a este entorno depende de la sinergia armoniosa entre estos dos aspectos de una entidad existencial única. No se puede alcanzar el uno sin el otro, sino por la ilusión de una mirada que privilegia a uno a costa del otro.

Robert Dantzer en *La ilusión psicosomática*

Entonces, ¿responderá la bio-descodificación a la profecía de Sigmund Freud: *«Vuestra generación será aquella que verá hacerse la síntesis entre la psicología y la biología»?* ¿Su amigo C. G. Jung no afirmaba que: *«La enfermedad contiene el oro que no encontrarás en ninguna otra parte»?* Porque las enfermeda-

19

des, los síntomas, contienen en sí mismos todas las emociones que no te dijiste. ¿Por qué? Pues bien:

— **Nuestro cuerpo es el conjunto de nuestros órganos que garantizan su actividad de forma inconsciente:** digerir, latir, coordinar, filtrar, almacenar, segregar…
— **Una sensación negativa, luego una emoción, sobrevienen cuando una función biológica ya no está satisfecha:** alimentarse, dormir, sentirse seguro, reproducirse, moverse… Entonces nos sentimos hambrientos, frustrados, furiosos, irritados, en peligro…
— **El inconsciente es biológico, está en el cuerpo, en cada una de nuestras células. La vida es biológica por naturaleza, por esencia, y psicológica por accidente,** es decir, en el momento de un conflicto, de un imprevisto.

¿Y qué es un imprevisto, un accidente, un «bio-shock»? El bio-shock nace en un instante preciso y se vive en un lugar preciso. Aparece cuando un acontecimiento es vivido como:

— conflictivo e imprevisto,
— dramático (sin solución satisfactoria),
— vivido solo (no podemos compartir lo que sentimos en nosotros mismos, no tenemos las palabras para traducir esto, para expresar lo que se queda impregnado).

Se produce cuando un acontecimiento exterior nos encuentra desprovistos, cuando ya no podemos adaptarnos *a lo que pasa,* no tenemos nada en la recámara, en la memoria, en nosotros, en nuestros aprendizajes, que nos permita salir de la situación: ninguna solución *consciente*. Entonces, sólo nos quedan, como salida, las soluciones *inconscientes,* aquellas que se sitúan en nuestro cuerpo.

Pero, ¿dónde están esas soluciones inconscientes? ¡En nuestras células!, memorias de la evolución, ¡mutaciones exitosas para sobrevivir aún más!

Sí, siempre es cuando se produce este imprevisto que es el bio-shock, cuando aparece la vivencia. Es el Oro de la terapia: **dejad llegar a la consciencia la «vivencia biológica conflictiva»,** piedra de Rosetta y piedra de fundación de la biodescodificación. En efecto, el sentido de este libro se sitúa en el enunciado de cada vivencia para cada enfermedad, porque cada síntoma físico es una encarnación, una puesta a punto en nuestra carne de un instante preciso, instante conflictivo, es decir, vivido con emoción. ¿Y dónde se encuentran nuestras emociones, cuál es el escenario de expresión? ¡El cuerpo, por supuesto! Siempre él.

Presentación del libro y de su estructura

Seamos claros: el ser humano está enfermo de una falta de vocabulario. Así pues, este libro no es más que un libro de vocabulario, para enseñarte a expresarte. Podrás aprender, para cada enfermedad, las palabras de su **vivencia biológica conflictiva.**

A veces, encontrarás igualmente pistas para continuar tu escucha de comprensión emocional del síntoma; esto será señalado como **«pista(s) para explorar prudentemente»,** prudentemente porque no tenemos la certeza de lo que hay que imponer al prójimo.

Encontrarás otras novedades en esta colección, en particular, «**Los puntos pedagógicos**» como puntos de información sobre tu camino de papel, ¡como un segundo libro en el libro! Su función es permitirte comprender los principios que rigen el proceso de la enfermedad, tales como *preconflicto, ciclos biológicos, etc.*

Para cada órgano y cada síntoma, la mayoría de las veces encontrarás:

— una descripción anatómica y fisiológica;
— los órganos afectados;
— una definición de la patología;
— la vivencia biológica conflictiva;
— pistas para explorar prudentemente;
— el sentido biológico de la enfermedad;
— ejemplos;
— observaciones, en particular sobre el acompañamiento terapéutico;
— los síntomas propios de las fases de la enfermedad;
— una metáfora de animales: la piel es el conflicto del bebé gato que necesita a su madre, su contacto…
— el estrato biológico afectado por la patología y la vivencia:

1.er estrato de la biología: vivencia arcaica de supervivencia;

2.º estrato: vivencia de agresión, buscamos protegernos;

3.er estrato: vivencia de desvalorización;

4.º estrato: vivencia del conflicto relacional, social.

Y esto cada vez que tenga la información. Porque, a veces, no encontrarás el sentido biológico, sencillamente porque, de momento, lo ignoro; a veces, tampoco habrá ningún ejemplo porque no he tenido un caso que alumbre suficientemente la tonalidad conflictiva. Pero siempre podrás leer por lo menos una proposición de vivencia conflictiva, porque ahí está el sentido de este libro.

✳

Antes de dejarte en compañía de este libro, es decir, de ti mismo, que sepas qué bien precioso será **una relación, una amistad, una familia, una civilización del compartir emocional,** ¡de la capacidad de expresar nuestra vida interior…!

Expresar en cada instante lo que sientes te dará, por añadidura, el derecho a sentir lo que sientes, a pensar lo que piensas, a hacer lo que haces, en una palabra, a ser quien eres.

¡Estar **a la vez consigo mismo y con los demás** garantiza nuestra salud mucho más que lo que comemos, que el lugar donde vivimos y que lo que bebemos! «Lo que purifica, cuida y cura al hombre no es lo que entra en él, sino lo que se desprende de él»…

✳

Que este libro te permita contactar con la conciencia y poder expresar lo que vives en ti de conmovedor, ése es mi deseo.

23

Punto pedagógico: «Bajo prescripción médica»

En numerosas ocasiones, en esta colección, podrás leer una advertencia de este tipo:

«Toda enfermedad requiere una presencia médica. Desde luego, sólo un médico está habilitado para diagnosticar, tratar y seguir la evolución de estos síntomas».

No se trata de una fórmula educada e hipócrita por mi parte, sino de una verdadera recomendación. Actualmente, demasiados terapeutas juegan a aprendices de brujos, y regulan, inconscientemente, esa relación con la autoridad, con el padre... Todos estos rebeldes ponen a sus pacientes en peligro. Creyéndose bien intencionados, olvidan que la medicina, aunque tiene sus límites, también tiene sus competencias, de las que no hay que privar a nadie. Una de las trampas del terapeuta es creer en la omnipotencia: la suya, la del paciente, la del inconsciente...

Sin embargo, los hechos demuestran que ningún enfoque terapéutico en el mundo cura a todo el mundo de todo y todo el tiempo. La complementariedad, la apertura, la inteligencia, puestas en común, ofrecen más posibilidades de curación que cualquier movimiento aislado.

Lo que importa durante la terapia de descodificación es el síntoma. Nos apoyamos en el síntoma para proponer una descodificación. Pero si «esto no lo siente» la persona, insistir no servirá de nada. El terapeuta se encuentra siempre frente a la complejidad del ser humano. Le corresponde ser infinitamente prudente en el momento en que propone una descodificación. Debe estar siempre vigilante a las reacciones del paciente, reacciones emocionales.

GINECOLOGÍA

Cuando una emoción afecta un punto de gran intensidad, ya no se expresa con palabras, sino de una manera fisiológica, ya no abandona el cuerpo por la voz, sino por otras voces como, por ejemplo, la vejiga.

Carl Gustav Jung

INTRODUCCIÓN

La ginecología es el estudio de los diferentes órganos propios de la mujer, encargados de la recepción, de la transmisión de la vida y de la maternidad: ovarios, trompas uterinas, útero, vagina y senos.

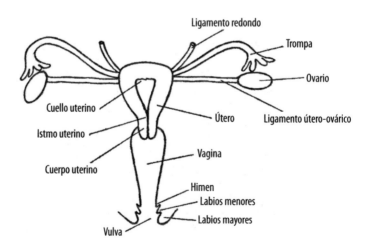

OVARIOS

Dos ovarios, derecho e izquierdo, están situados en la cavidad pélvica. Cada uno tiene una forma ovoide (como una almendra pequeña) de, aproximadamente, 4 por 2 cm. El pabellón de la trompa los recubre.

Los ovarios liberan los óvulos y secretan las hormonas sexuales.

Las hormonas ováricas

El ovario es el lugar de producción de los gametos, los **ovocitos,** y de dos tipos de hormonas sexuales: **estrógenos y progesterona.** Tiene un funcionamiento cíclico (el ciclo ovárico), que dura alrededor de 28 días.

Los estrógenos son secretados por las células de la teca interna (bolsa del folículo ovárico) y por la granulosa (conjunto formado por el ovocito y un montón de células) de los folículos ováricos. Provocan el espesamiento de la mucosa uterina y del moco cervical. Su concentración aumenta a lo largo de la fase folicular y alcanza el pico justo antes de la ovulación. Promueven las contracciones uterinas y las secreciones de las glándulas del moco cervical (para ayudar a pasar a los espermatozoides); provocan una congestión de la mucosa uterina y aumentan la vascularización y los edemas; **garantizan la proliferación de las células y la repartición de las grasas, el crecimiento óseo y la retención de agua.**

La progesterona se secreta por el cuerpo lúteo. Prepara la mucosa uterina para la implantación, completa la acción de los estrógenos, tiene un efecto «hipertermizante» y tiende a reducir el contenido de agua de los tejidos conectivos.

Los estrógenos y la progesterona son hormonas antiandrógenas; mantienen los caracteres sexuales femeninos.

Regulación hipofisaria de las hormonas ováricas

• **La FSH:**
  — conduce a la maduración del ovocito;
  — provoca la secreción de estrógenos por el ovario;
  — inicia el desarrollo del huevo;
  — estimula, en los seres humanos, la espermatogénesis.

• **La LH:**
  — permite la producción de estrógenos;
  — desencadena, cuando está en el pico, la ovulación;
  — asegura la formación del cuerpo lúteo;
  — permite, en los seres humanos, la secreción de testosterona y la espermatogénesis.

Observaciones

La **copulina** es una substancia producida por la vagina. Inodora e imperceptible, atrae irresistiblemente a los machos (realizado el experimento de poner unas gotas en la silla de una sala de espera: se sientan el 95 por 100 de los hombres y el 0 por 100 de las mujeres).

La mera **vista de una mujer** provoca, en dos minutos, que los niveles de testosterona en la sangre del hombre aumenten.

El orgasmo desencadena la producción de **oxitocina,** que es el equivalente, en cuanto al bienestar, a la morfina y que produce los mismos efectos en caso de carencia.

Los colores vivos de las plumas de los pájaros machos son signo de buena salud para las hembras: pocos parásitos. Esos colores estimulan la actividad sexual de las hembras.

El seno izquierdo está, en primer lugar, vinculado al nido; hace falta un nido antes de acoger a los niños. Sin nido, no habrá subida hormonal, estrógenos.

Las **arterias coronarias** están relacionadas con las hormonas sexuales (testosterona), el apareamiento y el deseo de reproducción es **el equivalente del nido para el macho:** sin territorio, no hay reproducción.

CONFLICTOLOGÍA

Conflicto de la gallina.

Ovarios: zona germinativa

Parte del órgano afectado:

Las células germinativas.

La vivencia biológica conflictiva general

La tonalidad central es *arcaica.*

GRAVE CONFLICTO DE PÉRDIDA.
Por ejemplo, fallecimiento de un ser humano, muerte de animales.
CONFLICTO DE PÉRDIDA DE UN HIJO, VIRTUAL O REAL.
MIEDO A PERDER POR ANTICIPACIÓN.

Ovario **izquierdo** = relación madre-hijo, *materna.*
Ovario **derecho** = relación con el hombre, el compañero.

En las patologías ováricas, encontramos con bastante frecuencia una vivencia de **fusión con la propia madre.**
Este conflicto es más raro que el que se suele encontrar en la zona intersticial *(véase* más abajo): 10 por 100 de los tumores.

Los ovarios están relacionados con la **calidad,** mientras que los testículos lo están con la **cantidad**.

Teratoma y quiste dermoide:
«Concibo a mi hijo como por partenogénesis, porque no tengo realmente una pareja».

Sentido biológico

¿Por qué el conflicto de pérdida puede provocar un tumor en los ovarios (o en los testículos)?

Si a la gallina le roban sus huevos, pone huevos sin parar, lo que provoca estimular otros óvulos: los huevos. Si un macho mata a sus pequeños, la leona se pone de nuevo en celo para poder tener nuevos cachorros, para continuar la descendencia. El pez pone millares de huevos, porque sobrevivirán pocos.

Cuando perdemos a nuestros hijos, la perpetuación de la especie se pone en peligro.

Cada ser vivo es el breve soporte espacio-temporal de la supervivencia de la especie.

Hay dos programas biológicos de supervivencia:

— el programa biológico de supervivencia personal,
— el programa biológico de supervivencia de la especie.

Este último es el más potente de los dos.

En un conflicto de pérdida, dado que la pérdida de un hijo es el más grave de los conflictos, el cerebro va a descodificar las células germinativas de las gónadas, los gametos.

Ejemplos

Tumor ovárico de la granulosa

En mayo de 1998, la señora X se queda embarazada sin estar casada. Lo vive con mucha culpabilidad (familia judeo-cristiana). En el sexto mes de embarazo, se le diagnostica una hidrocefalia al hijo. Se le practica un aborto terapéutico, algo espantoso para ella, a las 24 semanas (6 meses de embarazo). Debe esperar para quedarse embarazada de nuevo. En junio de 2003, se vuelve a quedar embarazada. Está tranquila hasta el sexto mes. Después, la hospitalizan durante una semana. Es una época en la que tiene mucho miedo de perder a su madre, que está enferma. En diciembre de 2003, se produce la muerte de su madre y es un momento terrible para la paciente. Fusiona, emocionalmente, la muerte de su madre y la muerte de su bebé. En marzo de 2004: aparición de un tumor ovárico de la granulosa, hiperactivo, de 7 cm.

Quiste de 5 cm en el ovario

La señora X tiene cuarenta años. Antaño, sus padres alojaron a una joven –señorita B– que después, a la edad de veinte años, tuvo un hijo. La paciente tiene veinticuatro años el día que nace el bebé de la señorita B y sufre una operación del hombro izquierdo (relación madre-hijo). Considera ese niño como si fuera su bebé.

A los treinta y ocho años, recibe una llamada de teléfono. Ese niño, convertido en un adolescente, acaba de tener un accidente muy grave, puede morir, está en cuidados intensivos; su *shock:* «No puedo ir a verlo, ¡es demasiado penoso!». Un año más tarde, dolor en el vientre, ecografía normal. Un año después: le encuentran un quiste ovárico, la operación está prevista el día del aniversario de ese joven (posteriormente, endometriosis en el ovario).

El perro

Una niña tenía un perro que se le escapa: un coche le atropella = *shock.* Pérdida con culpabilidad por no haberlo vigilado. Quiste en el ovario.

Punto pedagógico: Los cuatro estratos de la biología

Existen cuatro grandes maneras de vivir un acontecimiento conflictivo. Esto está organizado en lo que llamo LOS CUATRO ESTRATOS DE LA BIOLOGÍA.

1.ᵉʳ ESTRATO:

La tonalidad central es **ARCAICA,** es decir, vital: «Mi supervivencia está en juego; tengo que comer, respirar, eliminar los deshechos…». No es una situación razonada, en absoluto; podemos decir que sale de las entrañas. Viviendo de esta forma un suceso, la parte del órgano que va a reaccionar es la **funcional,** la que va a crear la solución de adaptación, es decir, el síntoma. Es «el 1.ᵉʳ estrato de la biología» o vivencia arcaica.

Veamos algunos ejemplos:

el miedo a morir de inanición: el hígado;

una jugarreta: el colon;

la urgencia: la tiroides.

En este estrato, el entorno no es relacional ni social, el otro no existe como *alter ego:* el otro es una cosa, por ejemplo, presa o depredador.

2.º ESTRATO:

La tonalidad central es una **FALTA DE PROTECCIÓN:** nos sentimos sucios, deshonrados, agredidos, heridos, la integridad está amenazada, en peligro, hay una fractura; será preciso reforzar las barreras. Es la parte **protectora** del órgano la que está afectada, es decir, las envolturas, las serosas, la dermis.

Ejemplo: amenazan mis pulmones, debo crear más protección, así pues, desarrollo una envoltura pulmonar que se denomina pleura.

3.ᵉʳ ESTRATO:

La tonalidad central es **DESVALORIZACIÓN.**

Cuando una cosa ya no tiene valor, desaparece. Se trata de la **estructura** del órgano, de su tejido conjuntivo. Cada zona del cuerpo tiene una subtonalidad de desvalorización particularmente precisa.

Ejemplo:

«Siento que soy una mala madre»: será el hombro izquierdo el que se verá afectado.

En una desvalorización sexual, será la articulación sacrolumbar.

En una desvalorización manual, las manos.

4.º ESTRATO:

La tonalidad central es **SOCIAL, RELACIONAL.**

Los órganos implicados en esta vivencia gestionan las relaciones. Se trata de los órganos de los sentidos, de los conductos en general, del revestimiento epitelial. Un ejemplo de ello es la vejiga. Si el otro avanza por mi territorio (seamos perro, hiena u hombre), la vejiga se estresa porque es la encargada de marcar los límites del territorio; entonces aparecen la cistitis y las ganas frecuentes de orinar. Otro ejemplo: todo lo que es separación, pérdida de la relación va a afectar a la piel, a las mucosas; no tenemos más contacto de piel con mamá, que ha vuelto a trabajar…

Consecuencias

Así pues, un órgano está constituido por diferentes tejidos, cada uno de los cuales tiene un papel específico. Los bronquios están formados por músculos, cartílagos, mucosas, glándulas productoras de mucosidad, nervios y vasos sanguíneos. Cada uno de estos tejidos está en uno de los cuatro estratos de la biología. Las glándulas productoras de mucosidad están en el primer estrato porque su función es arcaica; eliminar el polvo que molesta la buena respiración. El cartílago en el tercer estrato, ¿es útil, tiene el valor añadido de promover que entre más aire? La mucosa está asociada al cuarto estrato. Es la que está en contacto directo con la atmósfera, con el aire.

El resultado directo es que la tonalidad conflictiva, las vivencias, vienen determinadas por el aparato, el órgano y el tejido.

Por lo tanto:

- — cuando las **glándulas** que producen mucosidad desarrollen un síntoma (bronquitis muy grasa, asma inducido…), buscaremos el **miedo a morir** asfixiado por obstrucción, intrusión;
- — cuando la **mucosa** esté afectada (bronquitis seca, ciertos cánceres…), buscaremos sobre todo los conflictos de **separación:** «Tengo miedo a perder el contacto con mi espacio, con mi territorio»;
- — si el **nervio** está implicado en un síntoma como la tos espasmódica o la enfermedad asmática, la disnea laríngea, iremos a buscar una vivencia relacionada con el futuro, con el **proyecto** y, sobre todo, con una **doble contradicción,** es decir: *«Quiero y, al mismo tiempo, no quiero».* «El espacio que tengo (la habitación, la familia, la clase…) no lo quiero, me asfixia. Y lo que quiero (la hermosa y espaciosa habitación perfumada…) no lo tengo».

Ésta es otra manera de entender el portal de entrada en biología, que ya ha sido estudiado en esta colección.[1]

Ovarios: zona intersticial

Conflicto de «Penélope».

Parte del órgano afectado

Zona intersticial, tejido conjuntivo del ovario.
Cuerpo lúteo. Folículo de De Graaf. Células tecales.

---

1. Véase *Descodificación biológica de los problemas respiratorios,* pp. 43 y siguientes.

La vivencia biológica conflictiva general

La tonalidad central es *desvalorización*.
Este conflicto de pérdida es más frecuente y menos profundo que el conflicto de las gónadas estudiado anteriormente.

CONFLICTO DE PÉRDIDA DE LA CAPACIDAD DE SEDUCIR

CONFLICTO SEMIGENITAL DESAGRADABLE, acompañado a menudo de un sentimiento de culpabilidad, al que frecuentemente se añade la noción de golpe bajo.
CONFLICTO DE SER DENIGRADO, REPRENDIDO, AMONESTADO, LASTIMADO POR UNA PERSONA DEL OTRO SEXO.
Por ejemplo: «He tenido una disputa muy desagradable con un hombre, me sentí desvalorizada en mi femineidad».

«Estoy **asustada**».

Ovario poliquístico:
«No consigo expulsar mi huevo, crecer, madurar».
Tendencia a querer seguir siendo una niña, a volverse masculina».
Dificultad para hacer una elección definitiva.
«¿Qué tipo de mujer soy?».

Ovario derecho:
Relación con el hombre, el marido, el amante.
Conflicto de desvalorización: «Carezco de seducción, no gusto».
La mujer está en *el tintero, el añadido, la adición, el excedente,* cuando se siente separada del hombre: hay que seducir a cualquier precio.
«Me arrepiento de este golpe bajo sexual».
«Esta ruptura dramática, ¡soy yo quien la ha provocado!».

Quiste funcional del ovario izquierdo:
«Me siento separada del proyecto de tener un hijo porque este proyecto, esta idea de tener un **hijo, es incapaz de seducir a mi marido,** de gustarle».

Cuando se trata de **quistes funcionales,** es la versión motriz del tipo «Proyecto» con una tonalidad de acción impotente.
Ejemplo de quiste en el ovario derecho:
«Perdí a ese chico porque no me acuesto con él». No es una pérdida real. Es un sentimiento de pérdida con culpabilidad y desvalorización.

Pistas para explorar prudentemente
«Siento algo extraño dentro de mí».
«¿Quién es ese extraño personaje que hay en mí?».
El amor se ha asfixiado en el huevo.

Sentido biológico

Durante la fase de conflicto activo, la madre que pierde a sus pequeños **ya no es digna** de tener más; sus ovarios producen menos hormonas o ninguna, de modo que no hay ni ovulación ni procreación posibles. Es la esterilidad. Es la vertiente goma de borrar - agresión: «Soy agresiva para la otra persona, mala».

En caso de resolución del conflicto, o en el tipo tintero: «Estoy separada», el tejido se reconstruye o forma un quiste que, a veces, puede producir más hormonas sexuales (las células foliculares de los ovarios: estrógenos; la testosterona para los testículos). Esta sobreproducción de hormonas aumenta la seducción de la mujer (y la virilidad del hombre).

La sobreproducción de estrógenos rejuvenece a la mujer en varios años. De este modo, el conflicto y, sobre todo, el motivo del conflicto, se pueden superar más fácilmente. Por ejemplo, en lo que concierne a la pérdida de un compañero sentimental, la mujer se sentirá más segura para seducir nuevamente.

Es la metáfora de **Penélope:** perdió al que ama. A la espera de su vuelta y con vistas a seducirlo de nuevo, permanece joven por la producción aumentada de estrógenos.

Síntoma

Necrosis del tejido intersticial.

Este conflicto de pérdida activa sobreañadido a un conflicto de separación activa (o recidivas), a veces, conlleva **pérdidas de la memoria a** corto plazo.

Esterilidad funcional

Una mujer premenopáusica, que muestra un conflicto de pérdida con necrosis ovárica unilateral, puede cambiar de hemisferio dominante (irá del cerebro femenino izquierdo al cerebro **masculino** derecho). Una mujer más joven, por su parte, necesitará un descenso del funcionamiento hormonal de ambos ovarios para poder inclinarse hacia el cerebro masculino.

Ejemplos

Necrosis del ovario
La señora X se prohíbe a sí misma seducir; siendo adolescente, se lo prohibieron de forma drástica; la señora X está en la situación de *goma de borrar.*

Antes de la regla, dolor en el ovario derecho
Esta mujer tenía un novio. Ha dejado esta relación porque él ponía el listón demasiado alto. Estaba harta. El novio se suicida, ahorcándose. Ella se siente culpable.

Hinchazón de los pechos
A partir de mediados de abril, los pechos de la señora X se hinchan cada vez más desde que «hizo el duelo de su amante», ahora ya no le da ninguna importancia. Ha desarrollado quistes en los ovarios produciendo más estrógenos.

Reglas irregulares
La señora X me cuenta: «A los once años, aconteció la muerte de mi abuelo, sus últimas palabras fueron: "Eres tan guapa,

¡hubiera querido verte crecer!"»: llora mientras me lo dice. En junio, su perra muere. Luego, fue la muerte de un amigo: «Es injusto». Todavía se acuerda ahora, era un amigo de la familia; en seguida deja el catecismo y pierde la fe.

Desde sus primeras reglas, su ciclo es irregular, no tiene suficientes hormonas debido a sus conflictos de pérdida.

Quiste ovárico

Una pareja se llevaba bien. Un día, el marido empieza a beber y pega a su mujer. *Shock...* «He perdido lo mejor de mi marido», me dice.

Predicados ováricos

Asustado(a), capullo(a), seducir, gustar, humor, flirteo.

✳

Punto pedagógico: En cada ser humano, el lenguaje le compromete[2] – los predicados
El predicado es una palabra o un grupo de palabras aparentemente mal contextualizado. Ejemplo: «Me como tus palabras». Aparentemente, porque en realidad este interlocutor está en el restaurante donde trabaja de cocinero, su consciencia biológica está, en efecto, en su estómago.

---

2. El autor ha jugado con dos palabras que tienen la misma fonética y significados diferentes y los interrelaciona: *le langage l'engage* (el lenguaje le compromete). Lo que en castellano sería, metafóricamente, «el pez muere por la boca». *(N. de la T.)*

El predicado nos informa del lugar biológico en el que se encuentra nuestro interlocutor. Así es como, después de muchos años, he constatado hasta qué punto nuestra manera de hablar está relacionada, de forma profunda, con nuestras células; hablamos con nuestros órganos, nuestros pulmones, nuestros intestinos, nuestro páncreas, etc.

La paciente del ejemplo precedente utiliza términos ováricos para hablar de sus dificultades: «He PERDIDO lo mejor de mi marido». Es como si su inconsciente, es decir, su consciencia biológica, se encontrase precisamente a la altura de los ovarios. «¡Es **inconcebible!**», me dice una mujer que también tiene patologías de ovarios, órganos de la concepción. Esta manera de entender, de descodificar, acelera de manera eficaz la consulta terapéutica. A veces, esto se dice de manera disimulada, fonética: «Quiero irme a descansar **al campo**».[3] La PNL ha descubierto desde hace mucho tiempo el aspecto sensorial del lenguaje, es decir, visual, auditivo, táctil, olfativo, gustativo.

Desgraciadamente, la PNL confunde lo táctil con lo que llama, de manera errónea, *kinestésica*. Ha observado que ciertos términos del lenguaje no eran sensoriales; «esto me ha removido», «estoy anonadado», «estoy nervioso», «esto me ha afectado mucho», etc. Estos términos descritos, los coloca en un saco enorme que llama kinestésica. Esta hermosa intuición, yo la subdivido en dos grupos: los predicados táctiles y los predicados orgánicos. He aquí algunos ejemplos de predicados táctiles: «Esto me ha **conmovido**

---

3. Juego fonético del autor. En francés, esta frase se traduce como: *Je veux me mettre au vert = ovaire* (ovario). *(N. de la T.)*

mucho,[4] «Tus declaraciones **acarician** mi alma», «Es una persona de **contacto**». Y ahora ejemplos de predicados orgánicos: «Esto me ha **removido**: el brazo o el colon. **«Anonadado, perdido,** me he quedado sin **puntos de referencia»:** el riñón. «Estoy **furioso»:** los nervios.

Poder escuchar esto, reconocerlo en nuestros pacientes, es fundamental. Nos permite suponer dónde está su consciencia biológica, su inconsciente. E intuir lo que tenemos que trabajar prioritariamente, dónde se encuentra la herida.

TROMPAS UTERINAS

Anatomía

Las trompas uterinas o trompas de Falopio son dos conductos que se extienden desde la superficie de los ovarios a los ángulos laterales del útero.

Su longitud varía de 5 a 10 cm (a veces, más); su diámetro exterior es de 0,5 a 1 cm.

Las trompas de Falopio deben su nombre a **Gabriele**[5] Falloppio, el primer investigador que estudió su función.

---

4. En francés se traduce como: *Cela m'a beaucoup touché* que, literalmente, se traduce como «Esto me ha tocado mucho». *(N. de la T.)*
5. Acordaros de que fue el arcángel Gabriel quien anunció a María que estaba embarazada. *(N. del A.)*

Las cuatro partes de las trompas

- **La porción intrauterina o intersticial:** es la zona de implantación de la trompa en la pared del útero, mide 1 cm de largo y 0,5 cm de diámetro.
- **El istmo:** es la zona siguiente, mide 4 cm de largo y 0,4 cm de diámetro; conecta la porción intrauterina de la trompa con la ampolla.
- **La ampolla:** la ampolla es la zona más voluminosa, mide 4-5 cm de largo y 0,7 cm de diámetro.
- **El infundíbulo o pabellón:** la trompa termina en el infundíbulo, una especie de embudo que en su extremo tiene pliegues llamados fimbrias (delgadísimos tentáculos). Son pliegues de la mucosa (revestimiento interior) de la trompa. Estas fimbrias se conectan a la superficie del ovario, permitiendo así la recepción del óvulo.

Estructura interna de las trompas

La superficie interna de las trompas es de color rosado, y desarrollan pliegues de la mucosa alargados según la dirección del conducto.

Función de las trompas

Las trompas son indispensables en el proceso de reproducción. Después de la ovulación, el óvulo será transportado, con la ayuda de los pliegues de la mucosa y por las células que recubren la trompa, hacia la ampolla, donde se realiza el encuentro entre el óvulo y los espermatozoides. Después de la fecundación, las trompas aseguran la migración del óvulo fecundado hacia la cavidad uterina.

Las inflamaciones de las trompas pueden obstruir estos conductos, dando como resultado una infertilidad. La ausencia de migración del óvulo fecundado provoca un embarazo ectópico extrauterino, lo que requiere una rápida intervención quirúrgica.

CONFLICTOLOGÍA

Conflicto de las «Trompetas de la fama» (simbólicamente, se refiere a la representación del triunfo del amor y de la muerte).

Órganos afectados

Trompas uterinas, cavidades.

La vivencia biológica conflictiva

La tonalidad central es *arcaica*.

CONFLICTO DE TIPO SEMISEXUAL, POCO LIMPIO, generalmente con una persona masculina (la vivencia es bastante próxima a la del útero).
CONFLICTO RELACIONADO CON ALGO DEMASIADO «REPUGNANTE» QUE TIENE QUE VER

CON UN CONFLICTO SEXUAL MALO, CRUEL, DESPRECIABLE, SUCIO.

Ejemplo: Una mujer es cortejada por el marido de su mejor amiga.

«Me **engaña**».[6]

ESTE CONFLICTO ESTÁ RELACIONADO CON LA IDENTIDAD, porque es ahí, a la altura de las trompas, donde tiene lugar la creación de la vida.

Clamidia en las trompas:

Violencia y abusos sexuales, gran secreto.

«Antes que tener un hijo con cualquiera, me hago una ligadura de trompas».

EMBARAZO EXTRAUTERINO:

El huevo puede detenerse en la trompa porque el embarazo **se desea y se teme** a la vez. Conscientemente, la persona quiere un hijo; inconscientemente, no lo quiere; o viceversa (conscientemente no lo quiere, pero inconscientemente, sí).

«El niño no tendrá su sitio en el hogar».

---

6. En francés: *Il me trompe. (N. de la T.)*

Síntomas

Tumor compacto de la mucosa de las trompas de Falopio que da lugar, normalmente, a la obturación completa de la trompa.

Esterilidad mecánica – Embarazo extrauterino.

Absceso de las trompas con gran riesgo de peritonitis tubárica.

Sangrado leve.

Salpingitis.

Ejemplos

Violación o relación sexual vivenciada en una situación de violencia.

Agresión de tipo sexual seguida del pánico a quedarse embarazada.

Memoria de incesto o de violación en el linaje familiar.

Violenta disputa con una persona del sexo opuesto.

Insultos groseros: **la mujer lo vive como una violación, una obscenidad, aunque no haya contacto sexual.**

«Un hombre de intenciones oscuras me está rondando, me "echa los tejos", hace cosas que no son claras, no son normales».

Una paciente, que manejaba torpemente a su caballo, bloquea a otro jinete. «Este último me insulta utilizando su vocabulario más grosero. Reclama una compensación económica muy elevada». La paciente sufre, además, una contrariedad indigesta con una enfermedad del estómago.

«Un amigo intenta ligar conmigo, más tarde me dice que frecuenta a otra chica: es ambiguo».

«Soy cantante en un salón de baile: los hombres revolotean a mi alrededor, "flirtean" conmigo delante de mi marido, el guitarrista, son vulgares».

※

ÚTERO

Anatomía

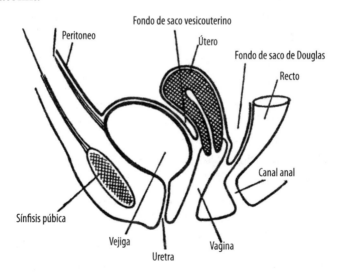

Peritoneo
Fondo de saco vesicouterino
Útero
Fondo de saco de Douglas
Recto
Canal anal
Sínfisis púbica
Vejiga
Uretra
Vagina

El útero, con forma de cono, es un órgano muscular hueco (7 cm de largo y 4 cm de ancho) compuesto por una porción dilatada: el **cuerpo** en el que se desarrolla el embrión y cuya parte superior forma el **fondo;** y por una porción cilíndrica, el **istmo** (parte intermediaria entre el cuerpo y el cuello uterino), continúa por el **cuello** uterino, que se abre en la vagina.

El útero está situado entre la vejiga, por delante, y el recto, por detrás.

El útero es el receptáculo del óvulo fecundado, de la familia.

Mucosa: endometrio

El útero está formado por un músculo muy elástico, esculpido en una cavidad que está recubierta por un tejido llamado endometrio: pared uterina interna muy vascularizada y rica en glándulas, que varía de grosor durante el ciclo menstrual. El endometrio se regenera cada mes, bajo la influencia de las secreciones hormonales, y se descama dando lugar a la menstruación.

Cuello uterino

El cuello uterino surge como una protuberancia del fondo de la vagina (es del cuello del útero de donde el ginecólogo extrae las células cuando realiza un frotis). Cuando el ginecólogo realiza un tacto vaginal, con sus dedos alcanza el cuello, en la parte inferior de la vagina.

El moco cervical está producido por las células del endocérvix; su pH, su viscosidad y su composición fisicoquímica varían a lo largo del ciclo.

Fuera de la ovulación: una densa red prohíbe el acceso a la cavidad uterina.

En el momento de la ovulación: abundante mucosidad, transparente y muy fluida, permite el paso y el avance de los espermatozoides en el cuello uterino; allí tienen garantizada una supervivencia de 24 a 48 horas.

Muscular: miometrio

La pared externa del útero es un músculo liso llamado miometrio, de control involuntario, a diferencia de los músculos estriados, que son de control consciente.

El miometrio es la capa más gruesa del útero. Se compone de haces **de fibras musculares lisas** agrupados en cuatro capas que no están claramente definidas. Durante la gestación, su significativo aumento de tamaño se debe al aumento del número de células musculares.

Serosa

Es un tejido conjuntivo denso, cubierto por la serosa peritoneal.

Los ligamentos

El útero está sujeto por los ligamentos, que mantienen el cuerpo del útero hacia delante. Si estos ligamentos se dilatan, el cuerpo del útero se inclina hacia atrás, lo que se conoce como útero en **retroversión.**

Fruto de muchos embarazos, por ejemplo, estos ligamentos pueden distenderse de manera significativa, lo que da lugar a una caída del útero, conocido como **prolapso.**

CONFLICTOLOGÍA

Cuerpo del útero

Órgano afectado

Endometrio, que es sinónimo de mucosa uterina.

En el hombre, en conflicto similar, el órgano afectado es la **próstata.**

La vivencia biológica conflictiva

La tonalidad central es *arcaica*.

«MI FAMILIA ESTÁ FUERA DE LAS NORMAS».

La función biológica del útero va desde la concepción hasta el parto.

En consecuencia, los conflictos van:

- desde el CONFLICTO SEXUAL (en el acto sexual), es decir: CONFLICTO SEXUAL QUE SE CONSIDERA FUERA DE LA NORMA, SUCIO;
- hasta el CONFLICTO FAMILIAR (nidificación imposible de la familia);
- pasando por el CONFLICTO DE PÉRDIDA (es decir, del hijo, del progenitor o de los nietos).

Cabe señalar que la función sexual es una de las más importantes de la naturaleza. Ahora bien, el varón sólo la puede desarrollar desde la pubertad hasta la andropausia. Pero el varón maduro investiga cómo «sobreestimularse», cómo tener una energía erótica más dinámica para reiniciar su sexualidad cuando sea necesario (véase la próstata). Para la mujer, esto tiene lugar en la mucosa del cuerpo del útero, allí donde aloja a los bebés.

En el caso de la mujer joven, si el conflicto se vive solamente en términos sexuales, sufrirá una patología del cuello.
En el caso de la mujer madura, sufrirá una enfermedad del cuerpo uterino con mucho miedo por los niños pequeños o por las pulsiones sexuales «poco limpias».

CONFLICTO DE PÉRDIDA, SOBRE TODO EN LAS RELACIONES ABUELA/NIETOS (O SIMILARES).
En ocasiones, los abuelos sufren conflictos importantes relativos a sus **nietos,** como si tuvieran que volver a retomar su función de padres, de procreadores.

CONFLICTO CON CONNOTACIÓN SEXUAL POCO LIMPIA, generalmente con una persona masculina.

CONNOTACIÓN SEXUAL RELATIVA A SITUACIONES DRAMÁTICAS CON LOS HIJOS (vida de pareja) y los nietos o similares (alumnos, etc.).

CONFLICTO SEXUAL EN SENTIDO AMPLIO, «ESO NO SE HACE».

Conflicto relacionado con la vida sexual de los demás; no se acepta la vida sexual de los hijos, de las personas cercanas.

Ejemplo: padres contrariados por la vida de pareja de su hija (disputas frecuentes).

SENTIMIENTO DE DISCONFORMIDAD, DE SALIRSE DE LA NORMA (a menudo los hijos, su sexualidad).

Conflicto de la abuela que no soporta algo relativo a los «nietos» o similares.

Conflicto relativo a la vida en pareja de jóvenes similares a los «nietos» (hijos, ahijados, alumnos, vecinos jóvenes, etc.):

• considerados como poco adecuados;
• que se comportan mal con su pareja;
• que están en peligro moral o físico con connotación sexual.

En chino, el útero = el *palacio del niño* (no feo).[7]

---

7. Juego fonético entre *palais* (palacio) y *pas laid* (no feo). *(N. de la T.)*

Útero = el hogar. En el hombre, el hogar está en relación más bien con el corazón.

En las patologías del útero, a menudo, encontramos, además, una forma de desvalorización relacionada con la familia. «No soy normal; mi familia es anormal».

Jacques Martel, en su libro *Le Grand Dictionnaire* de ediciones Quintessence, propone:
«Me siento obligado a cumplir con mi deber conyugal».
«Sufro, no controlo nada en el ámbito sexual o familiar».
«Es duro exponerse (sexo puesto),[8] no soporto mostrarme».

Síntomas

Tumor compacto en la cavidad del útero.

Gran flujo menstrual; hemorragia.

Micosis tomada a menudo por una micosis vaginal, siendo la vagina sólo un lugar de paso; pérdidas vaginales blancas, amarillas.

Predicados

Norma, podemos oír en la palabra «endometrio», el **metro,**[9] la norma, el maestro. Cuando el endometrio es eliminado se le denomina: la **menstruación.**

---

8. Juego fonético con la palabra «exponerse», en francés *s'exposer (sexe posé)*, literalmente, «sexo puesto». *(N. de la T.)*
9. Juego de palabras entre *endomètre* (endometrio) y *mètre* (metro). *(N. de la T.)*

Ejemplos

Una abuela sufre un *shock* porque su nieta ha sido violada.

La señorita X no quiere tener relaciones sexuales antes del matrimonio. De todas maneras, las tiene porque se siente obligada por su novio; pasado algún tiempo, le diagnosticarán un tumor en el endometrio.

Tumor en el cuello del útero

Una abuela desarrolla un tumor en el cuello del útero, en el endometrio, originado a raíz de saber que su nieto había abandonado a la chica con quien vivía. No podía aceptarlo, y todavía peor porque esa chica le gustaba mucho (conflicto de pérdida). Se produjo una recaída de ese *shock* cuando el nieto frecuentó a otra chica que a la abuela no le parecía tan simpática ni especialmente guapa (conflicto semisexual desagradable). La solución apareció cuando ambos jóvenes se van a vivir juntos. La abuela se dice: «Después de todo, es su vida». Pasado un tiempo, sufre pérdidas de sangre (fase de eliminación, fase de curación).

Punto pedagógico: ¡Síntomas de curación!

Cuando un órgano ha sido agredido (por ácido, por ejemplo), va a necesitar algún tiempo antes de volver a su estado de salud, es decir, a recuperarse. Después de una insolación, necesitamos algunos días para que la piel se recupere de sus quemaduras. Después de una rotura, una fractura, lo mismo, el esqueleto necesita un tiempo para consolidarse antes de que podamos reutilizar el miembro que ha vuelto a la normalidad. Tras una indigestión, debemos descansar y esperar a que el estómago se recupere, luego podremos de nuevo solicitarlo cuando haya cenas pantagruélicas. Este espacio de tiempo es normal, fisiológico; se acompaña de síntomas, de signos físicos específicos tales como fatiga, a veces dolor, fiebre, infección, inflamación. Todo esto es muy comprensible.

Para cada aparato y cada órgano, vamos a encontrar signos de reparación, de convalecencia específicos. Se trata de signos físicos de la fase de reparación o fase de vagotonía, del nombre del nervio *(el nervio vago)* implicado muy a menudo en ese trabajo de vuelta a la normalidad.

Pólipo en el útero

La señora X viene a la consulta y me explica: «Tengo un pólipo y sé por qué: es desde que mi compañero se fue en junio con otra mujer y me sorprendí diciéndome: tendrá el hijo que nosotros no hemos tenido juntos en 18 años de vida en común y mi pólipo es el hijo que él no me ha dado». Y desde el mes de agosto, tiene reglas abundantes.

De hecho, el conflicto no está ahí: no está realmente emocionada explicándomelo: «Tener o no un hijo: ¡buf! Un deseo nimio, sin más». Por el contrario, desde principios de año, su amigo hace fotos a mujeres desnudas; es un *shock,* es el horror: «Es como si me engañara de una manera muy fea, ¡incluso peor!». Para ella: *ver = dar la vida.* Es el primer y único hombre que la ha mirado (su padre la desdeñaba); «Él mira a otra, ya no me mira de manera exclusiva = *muero, ya no existo»*.

«Le quiero construir un nido de hojas verdes».
La señora X tiene **reglas abundantes** desde hace quince años.
Desde que su marido la abandonó, su hija le llora permanentemente: «Le quiero construir un nido de hojas verdes», dice la señora X. Y expresa su pesar: «No les he dado una familia a mis hijos».

Tumor en el útero

El 12 de diciembre es el día del fallecimiento del padre de la señora X, el 14, el entierro, el 15, se entera de que su hermano está en la cárcel: *shock* = horror; su sorpresa es absoluta, no quiere creerlo. Nueve meses más tarde, sale de la cárcel: resolución de conflicto, sangrado leve. En enero, le diagnostican un pólipo fibroso en el útero. En la anamnesis, vemos que cuando tenía nueve años, tras el nacimiento de su hermano, la obligan a ejercer de madre de su hermano. A los veinticinco años, tiene un *shock* sentimental con su amante: desde ese momento, las relaciones sexuales con su marido serán difíciles, poco convencionales: programa su sensibilidad *«útero»*.

Es un cerdo

El padre de la señorita X siempre decía, con respecto a cualquier cosa: «¡El que ha hecho esto es un cerdo!». En consecuencia, lo que su hija desarrolló fue un conflicto genital con una vivencia permanente de que el hombre no es una persona clara, está fuera de las normas, con una patología de cuerpo del útero.

Endometriosis

La endometriosis es, en las mujeres jóvenes, la mucosa del útero que se desarrolla en el exterior de la cavidad uterina; la mucosa tiene más receptores de la progesterona que en la mujer madura.

En las mujeres maduras, en caso de endometriosis, la multiplicación de la mucosa se produce en el útero. Es el caso de un profundo deseo de tener un hijo, de un embarazo, sin embargo, este embarazo es imposible.

La vivencia biológica conflictiva

La tonalidad central es *arcaica.*

«TENGO MUCHAS GANAS DE QUEDARME EMBARAZADA, PERO NO PUEDO ACOGER ESTE EMBARAZO EN EL SITIO ADECUADO, POR LO TANTO, LO ACOJO EN OTRO LUGAR».

«No puedo acoger en casa, por lo tanto en el hospital o en el trabajo, etc.».

«Mi casa es muy pequeña para acoger al niño».

«No quiero que crezca el niño allí dónde se espera que crezca».

«Quiero acoger el huevo, aumento mi superficie de útero».

En la endometriosis externa del útero (adenomiosis) = «Quiero acoger un niño, pero no en la norma, no nor-

---

malmente» (en el exterior de casa, por ejemplo, o por una madre de alquiler, etc.).

Endometriosis en el ovario = Deseo de embarazo y miedo de que el niño muera – Miedo al parto (el niño corre el riesgo de morir). Hay que acortar el tiempo entre la ovulación y la implantación del huevo.

Pistas para explorar prudentemente

«Quiero controlar el poder creador».
Se trata de mujeres que quieren ser como Dios, como el maestro y creador.
No hay que poner todos los huevos en la misma cesta.
«Busco apropiarme de todo, rechazo la frustración».
El hogar está en otro lugar; la familia está desestructurada.
«No es momento adecuado, el compañero correcto».
«He vivido esta relación sexual en la violencia».
«Estar embarazada dentro de la norma es fuente de conflictos».

Ejemplos

Endometriosis en la vejiga

Desde el principio de su matrimonio, la señora X sufre endometriosis. Hay un conflicto entre su madre y su marido. Como este último no la soporta, su madre no va nunca a su casa; vive cerca del negocio familiar. La señora X desea fervientemente un hijo para complacer a su madre, para ofrecérselo, pero no puede acoger al niño en su hogar, ya que la madre es rechazada. El territorio de la señora X es su negocio, donde ocupa el puesto de contable. Se pasa la vida allí (a veces, incluso el domingo) y allí ve a su madre. La mucosa del útero migra dentro de la vejiga. Es la endometriosis. La vejiga, que está aquí como órgano para marcar territorio, en su caso, marca su verdadero territorio: su lugar de trabajo.

Ovarios y peritoneo
La mucosa del útero de la señora X trata de sus ovarios y el peritoneo: tiene miedo de tener un hijo y no estar a la altura. Su hermano está muerto, y es preciso acortar el tiempo entre la ovulación y la implantación del óvulo. Le da miedo que si un día tiene un hijo, éste muera.

Los hijos están en otros hogares
La señora X no hace el duelo por su marido fallecido. Los hijos están separados unos de otros, colocados en **diferentes hogares:** una de las hijas desarrolla una endometriosis.

Después de un aborto
En el espíritu de la señora X, si se queda de nuevo embarazada, el feto morirá en su útero. Así pues, de ninguna manera volverá a tener un niño (en su útero).

«Soy el útero de mi hermana»
La señorita X es «muy fusional» con su hermana, que padece una **endometriosis.** Desea «coger su enfermedad» para aliviarla: he aquí una descodificación **psicológica y no biológica. De hecho,** en el fondo, tiene ganas de ser madre de alqui-

ler para que su hermana tenga un hijo, es una descodificación **biológica.**

Diagnóstico de endometriosis en los ovarios y el cuello del útero.

✳

PATOLOGÍA DE LA MENSTRUACIÓN

Menstruación o regla (del latín *menstrua* sobre el modelo griego *katamênia,* donde *«mên»* significa «mes»).

Es la prueba de que no estoy embarazada, y la prueba de que puedo quedarme embarazada.

Muestra un **fracaso biológico:** «No estoy embarazada». En la naturaleza, cuando una hembra está ovulando, casi siempre es fecundada.

El ciclo menstrual consta de dos fases:

- fase femenina (yin): estrógenos.
- fase masculina (yang): construcción del nido, calcificación.

Amenorrea de la adolescente

La vivencia biológica conflictiva

«Tengo miedo de crecer, de mostrar que ya no soy una niña pequeña».

«La sexualidad me asusta».

«Me opongo a mi madre».

A menudo, se trata de hijas dominadas por su madre, las niñas están inhibidas y no pueden ocupar su lugar de mujeres.

Shock sexual. Ejemplo: agresión, violación, vergüenza.

Reglas dolorosas

La vivencia biológica conflictiva

CONFLICTO CON LA AUTORIDAD, la REGLA, la coacción, con la norma o con la familia, los vínculos de sangre.

«La regla es dura».

Este conflicto está en relación con la norma. ¿Por qué son dolorosas las reglas? Puede tratarse de lo que me imponen o me han impuesto en un momento dado: las órdenes, la regla, la ley: «No hay que hacer esto, no hay que hacer aquello; hay que hacerlo así; tengo derecho a existir a condición de hacer lo que me dicen». Lo mismo que **el maestro (metro)**[10] o la maestra que salían de la Escuela **Normal**[11]... A la mucosa uterina se le llama ¡el

---

10. Juego fonético entre las palabras maestro *(maître)* y metro –de medir– *(mètre)*. *(N. de la T.)*
11. La Escuela Normal de París está considerada la escuela más prestigiosa de Francia y forma a la élite de la investigación científica de ese país. Entre los alumnos, 12 premios Nobel. *(N. de la T.)*

endometrio![12] De esta forma, el maestro es la norma; el metro mide cien centímetros. Hablábamos de la Escuela Normal, estamos estandarizados (normalizados), todo el mundo debe tener el mismo programa, es así.

«ESTA FAMILIA NO ES NORMAL».
«UN ASPECTO DE MI FAMILIA ME HACE DAÑO».

Regla dolorosa el primer día que la tiene:
«Siento vergüenza».

Dolores asociados al acné que tienen diversas causas posibles, entre ellas, por ejemplo, la presencia de andrógenos, en cuyo caso:
«Soy chica, pero mis padres desearon fuertemente tener un hijo», y mi cuerpo tiene desequilibradas las hormonas femeninas respecto a las hormonas masculinas.

Este conflicto está, a menudo, relacionado con la identidad de mujer.

La bajada hormonal, al principio de la regla, parece favorecer la recidiva del sufrimiento perinatal. Efectivamente, inmediatamente antes del nacimiento, se produce una bajada hormonal, y la bajada hormonal al principio de la regla hace volver a la mujer al estado en el que se encontraba inmediatamente antes del nacimiento (con todas las vivencias de la madre, de la niña y sus consecuencias).

---

12. En francés, *endomètre. (N. de la T.)*

Los dolores, a veces, pueden deberse al **CONFLICTO DE CONTACTO IMPUESTO:**

«No quiero estar en contacto con eso que simboliza la regla».

En algunos casos, la regla simboliza la feminidad: *«NO QUIERO ESTAR EN CONTACTO CON LA FEMINIDAD:* quiero ser un chico».

A menudo, los dolores desaparecen cuando se convierte en madre.

Los dolores son un síntoma «tintero»;[13] es algo del presente: «Estoy separado de lo positivo».

El conflicto puede estar en relación con los lazos consanguíneos, los vínculos de sangre, la **familia fuera de las normas que me hace daño.**

La regla implica a la mucosa uterina; hay, pues, que explorar las pistas hacia una sexualidad o una familia fuera de la norma, no limpia.

Dolores puntuales: a veces, son debidos a un estancamiento de sangre (consultar a un médico).

Reglas abundantes, metrorragias:

«Quiero que alguien de mi familia se vaya». (Lazos consanguíneos)

«Quiero abandonar esta familia».

«Tengo miedo de dejarme vampirizar».

«Tengo miedo de que mi compañero me deje».

---

13. Véase en la misma colección, *Descodificación biológica de los problemas oculares,* pp. 91 y siguientes. *(N. del A.)*

Ejemplo

Problemas de reglas
La señora X está enamorada, pero: «Es imposible materializarlo debido a las leyes morales que me impusieron».

La señora X tiene reglas dolorosas los primeros días de su ciclo, no soporta el contacto con su hija: «Me hace sufrir; ya no quiero ese contacto, contacto con los lazos de sangre».

Músculos lisos del útero

Órgano afectado
Miometrio.

La vivencia biológica conflictiva

La tonalidad central es *desvalorización*.

DESVALORIZACIÓN POR NO PODER QUEDARSE EMBARAZADA, TENER UN HIJO, O POR NO TENER EL BEBÉ O LA FAMILIA DESEADOS.
«¡Un niño que no tendré nunca!».
Como resultado de una interrupción voluntaria del embarazo, de un aborto natural, de un hijo muerto, de un duelo no hecho; la vivencia es: «**¡No me siento capacitada para llevar un niño en mis entrañas!**».
Deseo de un embarazo ideal.

Desvalorización relacionada con la familia o con el embarazo.

FIBROMA:

Este término es la simplificación, en el lenguaje común, de **fibromioma:** tumor benigno compuesto de tejido fibroso y de tejido muscular.

Conflicto relacionado con la imposibilidad de tener hijos, en caso de esterilidad o después de la menopausia.

Ejemplos:

«He hecho voto de castidad y una parte de mí se arrepiente».

«Lamento no haber tenido más hijos y haber tomado la decisión de abortar, etc.».

Es el deseo de concepción contrariado, que mantiene a la persona en conflicto permanente.

A veces, en la menopausia, el conflicto se detiene espontáneamente y el fibroma desaparece.

Memoria de un hijo muerto.

Problema de casa, de patrimonio.

No tener instinto maternal, sino el instinto del hombre.

Desvalorización en la firmeza.

Instinto maternal hipertrofiado.

El **mioma** del útero es un tumor benigno compuesto de fibras musculares: impotencia para tener una familia normal, dentro de las normas.

«Me siento impotente para proteger, tranquilizar, mimar a mi familia».

Retroversión, anteversión uterinas

La vivencia biológica conflictiva

«No he tenido el hijo con el hombre que quiero», ¡el objetivo es esquivar el esperma!

«Pienso en otro mientras hago el amor».

«No quiero ser penetrada».

Un útero en retroversión puede impedir la fecundación y provocar esterilidad. Es posible que el niño nacido de este modo vaya hacia personas que no pueden quererle.

En el hombre, esta vivencia puede provocar testículos en ascensor o la enfermedad de La Peyronie.

Síntomas

Necrosis del músculo del útero.

Mioma del músculo, fibroma. Miosarcoma.

En la menopausia son diagnosticados muchos fibromas.

Ejemplos

Tumor de miometrio (capa muscular del útero) **en la abuela.** La señora X tiene treinta y ocho años, pierde a su hijo a los cinco meses de embarazo. *Shock* para la madre de la señora X: «¡Nunca podrá tener un hijo!». Dos años más tarde, está de nuevo embarazada y tiene a su hijo sin ningún problema. Algún tiempo después, le diagnostican a la madre de la señora X un tumor de miometrio.

Punto pedagógico: El conflicto por identificación
Cualquier persona puede desarrollar un conflicto por identificación. Por ejemplo, una madre ve a su hijo caerse y enseguida tiene una sacudida en la misma rodilla en la que acaba de herirse su hijo adorado, la carne de su carne. Un amigo te explica un accidente en el que una viga le ha caído encima del vientre e, inmediatamente, sientes una tensión en el vientre o incluso puedes notar cómo se endurece tu vientre, como para resistir esa agresión.

Para nosotros, la consecuencia clave es la siguiente: desde que la vivencia negativa está en el cuerpo, éste reacciona a través de un programa de adaptación, lo que en descodificación biológica llamamos una enfermedad.

También es crucial para el terapeuta explorar con su paciente. No sólo lo que él ha vivido y sentido, sino también, y por añadidura, lo que otro ha vivido y luego él ha sentido: es el conflicto por identificación.

Por supuesto, se trata de proyección imaginaria de un individuo sobre otro, es como una violación de domicilio. La terapia empieza por la toma de conciencia de ese funcionamiento y continúa por una desidentificación del otro.

¡Incapaz!

La señora X nunca se ha sentido capaz de criar a sus hijos, se desvaloriza. Diagnóstico de mioma.

Mioma

A los cuarenta y dos años, la señora X quiere ponerse un este-rilet (DIU), pero es imposible porque el cuello del útero está cerrado: hay que dormirla con anestesia general. Encuentran un mioma. Su conflicto en péndulo es el siguiente: «Quiero y, a la vez, no quiero un segundo hijo, porque me he "perdi-do" la relación con mi hija única (veinte años). Tenía que ir a trabajar y la llevaba a la guardería: quiero demostrarme que soy capaz de ocuparme de un hijo. Y, al mismo tiempo, soy demasiado vieja para tener un hijo».

De esta forma, vive una desvalorización de no poder tener un segundo hijo para ocuparse bien de él (vive muy mal sus reglas).

Caída del órgano: prolapso

Los órganos genitales van hacia el exterior. El perineo y los músculos perineos están afectados, con lesiones de ligamentos en el útero.

La vivencia biológica conflictiva

La tonalidad central es *desvalorización*.

«ES MUY DIFÍCIL DE SOBRELLEVAR, DADA MI CONDICIÓN DE MUJER».
«Tengo que jugar el papel del hombre».

> «Haga lo que haga, no lo conseguiré, no estaré a la altura».
> Esto puede ser en la vida de familia, con los niños, o cualquier otra cosa.
> «Estoy obligada a contar sólo conmigo y más me vale hacer de hombre».
> «En tanto que mujer, no me siento apoyada en mi feminidad».

Ejemplos

Es demasiado pesado

La señora X se ocupa ella sola de la tienda de comestibles, mientras que su marido se va al bar; después, se ocupa de los hijos, de la casa… «¡Es pesado!», me confiesa.

Cistocele

La señora X padece una caída de la uretra, la vejiga y el útero. Cada vez que nacía una niña, su marido se iba porque él quería un niño. Ella sola debía hacerse cargo de todo.

Cuello del útero

Órganos afectados

Cuello del útero – Venas coronarias

La vivencia biológica conflictiva

La tonalidad central es *social.*

El conflicto aparece, la mayoría de las veces, en mujeres jóvenes.

CONFLICTO DE FRUSTRACIÓN SEXUAL. La mujer tiene un hombre pero está frustrada, no puede sacar provecho plenamente (conflicto diferente a aquél de la vagina, *véase* capítulo siguiente).

FRUSTRACIÓN AFECTIVA, A CAUSA DEL ABANDONO, DE LA SEPARACIÓN del marido, por ejemplo. «No soy **elegida.** Mi marido, mi novio o mi amiga prefieren a otra».

CONFLICTO DE **«DEPENDENCIA NEGATIVA»** RELATIVA A LA PAREJA (demasiado indiferente o demasiado previsora).
La mujer, cuando envejece, se convierte en dependiente de otra persona y, a menudo, lo vive mal.

Matices de las vivencias (en una diestra):
- Vagina = conflicto sexual por no ser poseída, por no pertenecer a nadie, por no poder realizar la unión carnal.
- Cuello uterino y venas coronarias = conflicto sexual de frustración, asociado al conflicto de territorio con

abandono, de modo que también las venas coronarias están afectadas (el conflicto que afecta al cuello uterino es menos afectivo que el que se refiere a las venas coronarias). El conflicto de **no pertenecer a nadie** es una catástrofe, un drama, para la hembra en la naturaleza hostil.

La cirugía de la pelvis es embolígena (género de los coágulos sanguíneos que migran hasta en el pulmón donde, a veces, taponan una arteria); a menudo un mismo drama, sexual, va al útero y a las venas coronarias.

- Venas coronarias solamente = *«frustración afectiva»*.
- Cuello, vagina y vejiga = conflicto de frustración sexual que corresponde al impedimento de la organización de un futuro territorio, del nido.
- Unión entre el cuello y el cuerpo del útero: feminidad y función maternal menospreciadas. Si el conflicto es puramente de gestación familiar, se desarrolla una patología del cuerpo; si el conflicto es puramente de frustración sexual, se desarrolla una patología del cuello; y si se busca desesperadamente un compañero para crear una familia, se desarrolla una patología de esa unión.

ZURDO(A): PÉRDIDA DE TERRITORIO.

Punto pedagógico: La lateralidad, las personas zurdas
Puedes observar que los órganos, a veces, son especificados como «diestros» o «zurdos». Efectivamente, la vivencia va a ser diferente según nuestra lateralidad. Por

ejemplo, una diestra presenta, en primer lugar, el pecho izquierdo a su niño, mientras que una zurda, presenta el derecho. Del mismo modo, un hombre diestro, prioritariamente, llevará a su niño en su hombro izquierdo, mientras que un zurdo utilizará para el mismo gesto el hombro derecho. Este funcionamiento no es exclusivo de los hombros y de los pechos y se aplica igualmente a otros órganos como el cuello del útero, las venas coronarias, las arterias coronarias, el recto, las vías biliares, los bronquios, la laringe.

Efectivamente, de manera bastante sorprendente, a igual vivencia, el paciente diestro y el paciente zurdo descodificarán según esta lateralidad un órgano diferente. Una diestra en conflicto con su marido tendrá dolores, una posible patología en el hombro derecho, mientras que una zurda tendrá los mismos síntomas en el hombro opuesto, es decir, el izquierdo. En el caso de vivencia «frustración afectiva», una diestra, como acabamos de estudiarlo, tendrá una patología que afectará a la base del cuello uterino (en ocasiones, además, con una patología en la zona de las venas coronarias). Si, por el contrario, la mujer es zurda, la misma vivencia se localizará en otro lugar: las arterias coronarias. Para los chinos, en energética, las personas zurdas se quedaron en el cielo anterior.

Síntomas

Sangrados. Metrorragias, pérdidas vaginales. Hemorragias durante las reglas, que se vuelven más abundantes; por lo tanto, esto puede pasar inadvertido. Las mujeres menopáusicas, a menudo, se preocupan porque la hemorragia es más visible.

Embolia pulmonar, taquicardia.

A veces, frigidez.

Ausencia de ovulación, amenorrea.

Ejemplos

Ya no se siente la mujer elegida

La señora X se entera de que su marido la engaña, ya no se siente la mujer elegida. Desarrolla una displasia del cuello uterino. Desde que su marido ha cambiado, se le ha ido la regla: ya no la mira como antes, se muestra indiferente. Como resultado de ello, se siente débil, inútil, alejada, transparente, vacía, hueca. «Mi marido ya no me ve, ya no me desea». Cuando finalmente se encuentran, tiene sangrados abundantes, pasa a reparación. En su caso, la ausencia de la regla es debida a un descenso del nivel de estrógenos, a su vez, consecuencia de un conflicto activo de frustración sexual en el amplio sentido de la palabra. Hay que entender «sexual» en el sentido de un ser sexual, de una mujer que espera ternura, amor, atención, una presencia de calidad moral, emocional y física por parte del hombre. En conflicto activo, el cerebro femenino, la hemicorteza cerebral izquierda, se bloquea y ya no emite la orden de producir las hormonas femeninas: los estrógenos.

Rememoración

La señora X se queja, desde hace cuatro días (4 de junio) de flujo viscoso y vaginal y, desde hace un día, de pérdida de sangre de color marrón; tiene sesenta años. Su marido murió hace dos años, el 4 de junio. Sólo hace un mes, en mayo pasado, que el deseo de su marido se ha hecho realidad: arrojar sus cenizas al mar. Para su esposa, esto es como un segundo funeral y, el 4 de junio, revive su sentimiento de pérdida. Activa de nuevo sus viejos programas de esposa joven y femenina, y experimenta un sentimiento de frustración sexual.

VAGINA Y GLÁNDULA DE BARTHOLIN

Anatomía

La vagina forma, con el útero, un ángulo de más de 90°. Se estrecha a la altura de la vulva, se dilata en el centro y se comprime cerca de su extremo uterino donde rodea el cuello del útero y se une con él.

La vagina consta de un revestimiento interior mucoso y de una capa musculosa, separados por una capa de tejido eréctil.

Podemos distinguir **tres segmentos:**

- El primer segmento: el que corresponde a la entrada, está rodeado por los músculos perineales. A 4 cm del borde vulvar, nos encontramos los músculos pubococcígeos, formando un esfínter parcial. Estos músculos son los responsables del vaginismo y permiten también presionar el pene durante el acto sexual. Estos **músculos** se contraen sigilosamente durante el orgasmo femenino.

- El segundo segmento: menos cerrado que la vagina perineal, tiene la forma de una vaina. En la parte inferior de este segmento, en la pared anterior, se encuentra el **punto G.**
- El tercer segmento: en forma de **corola,** se une al cuello uterino. Es la parte más sólida de la vagina.

La vagina está protegida por la flora vaginal, las bacterias llamadas lactobacilos vaginales, secretoras del ácido láctico y del H_2O_2 (peróxido de hidrógeno con funciones antisépticas), evitando así que otros gérmenes colonicen la vagina.

En los animales, cuando la hembra está en celo, las secreciones de sus **glándulas de Bartholin** atraen a los machos.

CONFLICTOLOGÍA

La vivencia biológica conflictiva

La tonalidad central es *social, relacional.*

CONFLICTO DE NO PODER REALIZAR EL ACTO DE UNIÓN CARNAL.
CONFLICTO DE FRUSTRACIÓN RELACIONADA CON EL ACTO SEXUAL.
CONFLICTO DE NO PODER TENER A UN HOMBRE PARA UNA MISMA.
Por ejemplo, una estudiante ve que todas sus amigas tienen novio, excepto ella. Eso le provoca una gran tristeza, una frustración profunda.

Observación:

Se produce un círculo vicioso; las pérdidas vaginales impiden cualquier relación sexual, y eso provoca frustración. Ese conflicto activo, al bloquear el hemisferio izquierdo y, así, la fabricación de hormonas femeninas, puede conducir a la frigidez.

Glándula de Bartholin y sequedad vaginal de las glándulas que impiden la penetración:

1. El deseo sexual se juzga como algo malo.

«No debo atraer al macho».

El placer está prohibido aunque se trate de una necesidad biológica, vital.

«Tengo miedo de que mi deseo y mi placer sean descubiertos».

Ejemplo: «Con esta persona, me entiendo bien sexualmente, pero no en otros ámbitos».

2. Rechazo a la penetración, porque, por ejemplo, se quiere castigar al hombre.

Condiloma:

«Tengo problemas para adaptarme sexualmente a esta persona (porque está enferma, envejeciendo, etc.)».

Cuanto más interna es, tanto más podemos encontrar una tonalidad de arrepentimiento, de deseo de infidelidad y de asco.

Colibacilos:

«Soy incapaz de conservar mi sitio, mi territorio, y es desagradable».

«Está podrido».

Clamidia:
Problemáticas sexuales inapropiadas (situación incestuosa, relaciones fusionales que persisten con un pariente, abuso sexual).

Micosis: duelo imposible, difícil de terminar, de concluir.
«Soy incapaz de hacer el duelo de mis ilusiones para vivir la vida tal cual es».
El adulto se pregunta si lo que vive corresponde a lo que esperaba.
«Me siento pillada en falta».
Y también, más concretamente:
«Me siento separada (del hijo, del pene…) y no consigo hacer el duelo del hijo que pasó por delante o del pene que estuvo ahí». (Descodificación de Pierre-Olivier Gély)

Candida albicans:
Gran sufrimiento sexual y rencor.
Dos descodificaciones de Jacques Martel:
«No quiero comprometerme sexualmente con esta pareja».
«He sido humillada, he sufrido abusos sexuales».

Acidez vaginal, que llega hasta el vaginismo:
La acidez es incompatible con los espermatozoides.
Rechazo a la pareja.
La mujer se vuelve «ácida», la amante (mantis) religiosa (devoradora, agresiva).

Sequedad vaginal posmenopáusica:
No tiene que resbalar (relación) hacia la vida (concepción).

DISPAREUNIA:
Dolores durante las relaciones sexuales.
«No tengo buenos compañeros de cama y para ellos yo soy una negada».
«Tengo miedo de estar atrapada por mi propio deseo».

Una memoria de violación puede desencadenar una **agenesia vaginal.**

Síntomas

Dolores, espasmos de la vagina = vaginismo. Sequedad vaginal.
Dispareunia.
Amenorrea.
Sangrado.
Leucorrea.

Ejemplos

Sequedad vaginal
La señora X se prohíbe a sí misma el placer sexual. A los trece años, tiene un orgasmo durmiendo; se despierta y ve a su padre a los pies de su cama (acaba de morir); se culpa por ese orgasmo. A los catorce años, tiene un orgasmo sola, que

vive con gran felicidad, pero piensa que irá al infierno. Sufre sequedad vaginal.

Sequedad vaginal durante la menopausia

La señora X es menopáusica a la edad de treinta años. Sufrió una operación del pecho y, a partir de entonces, decide no seducir porque no quiere arriesgarse a que la rechacen a causa de la fealdad de su cicatriz.

Una familia *oscura*

La madre de la señorita X es frígida y se queja de su marido a su hija. Le prohíbe a su hija tener placer con un hombre, si no ya no la querrá más. Asimismo, el único interés del padre por la señorita X tampoco está muy claro, él acaricia a su hija, y ella se siente turbada y se considera como un objeto sexual. Aparte de esto, él nunca se interesa por ella.

Bartholinitis de una pelirroja

La señora X sufre bartholinitis. Es pelirroja y la miran todos los hombres. Su vivencia del conflicto es: «Seducir es muy peligroso. No debo atraer al macho». Conflicto **programado:** en sus primeras menstruaciones, su abuela le dijo: «¡Ahora ya no te acerques a los chicos porque son peligrosos!». La abuela estaba hablando de sí misma y de su propia angustia del embarazo y de ser madre soltera, pero la nieta deduce que el peligro está en consumar el acto sexual.

Punto pedagógico: El conflicto programado

Se trata de un instante muy concreto en el que, por primera vez, esto es posible. En este instante estoy programado para un nuevo incidente. Mis vecinos son personas simpáticas, de confianza y me entero de que el padre es pedófilo y va a la cárcel. Desde ese día, desconfío de todo el mundo, todo el mundo es sospechoso, especialmente las personas simpáticas. Mamá se olvida de recogerme a la salida del colegio, tengo la impresión de no existir más para ella. A partir de esta experiencia, ya no soporto la soledad. Voy a un restaurante nuevo y espero mi plato durante una hora y quince minutos. No iré nunca más, ¡ni a ese restaurante ni a ningún otro! Estoy programado para desconfiar de las personas simpáticas, para sentirme mal cuando estoy solo, para vomitar si me llevan a un restaurante. Durante toda mi vida, todos los acontecimientos sucesivos, que se parecerán a esas primeras experiencias, serán potencialmente *shocks* que pondrán en marcha la emoción de la primera vez, la magdalena de Proust, el anclaje, el alérgeno. Años más tarde, vuelvo a pasar delante del colegio de mi infancia y me siento angustiado sin comprender por qué. Me invitan a un restaurante y estoy nervioso, impaciente.

El placer conlleva una pérdida de sí misma

Desde que se casó, la señora X quiere tener hijos, sobre todo para complacer a su madre. Pero sus creencias son: «La relación sexual es para la procreación. Sin procreación, la relación sexual es una dependencia degradante para el ser humano, le provoca una pérdida de personalidad, la mujer pierde valor y se encuentra bajo el dominio del hombre, pues el placer conlleva una pérdida de sí misma». Tiene miedo de dejarse ir, entra en la horma y le gusta el uniforme. Se prohíbe a sí misma sentir deseo sexual y sólo tiene relaciones en el momento de la ovulación, para tener un bebé. Por consiguiente, descodifica la glándula de Bartholin, que bloquea su secreción para no atraer al macho. Tiene su primera crisis de bartholinitis cuando se hace su laparoscopia para prever la FIV (fecundación *in vitro*); es lo que ha decidido porque ¡no necesita el sexo! Sufre una segunda crisis importante cuando decide adoptar un bebé y una tercera cuando el niño llega.

Para no matar al hombre: no atraerlo
Una mujer joven, de veintidós años, me confiesa: «Todas las mujeres de mi familia (madre, abuelas, tía) perdieron a sus maridos. Por lo mismo, si atraigo a un hombre y me ama, morirá». Bartholinitis.

Madre e hija
La hija de la señora X (diecisiete años) le dice: «No consigo tener relaciones sexuales normales». *Shock* de la madre, que se culpabiliza, se bloquea y, entonces, ya no soporta las relaciones sexuales con su marido: se siente manchada, humillada. Inmediatamente: bloqueo articular en las manos, codos, rodillas, tobillos, y después, tortícolis y granos repugnantes, ampollas en la cara, en el pecho, en la parte superior de los muslos. Vaginismo.

Su conflicto **programado** es: «Mi padre insulta a mi madre de manera muy desagradable, vulgarmente, en relación con el sexo; y mi madre viene a refugiarse a mi cama. Me convierto en la guardiana de la vagina de mi madre. Desde ese

81

día, para mí: sexo = feo, sucio, degradante. Tiene una relación fusional con su madre.

Exclusividad de la flora vaginal
Una joven tiene *Gardnerella vaginalis* (gérmenes vaginales sa-prófitos que pueden estar relacionados con ciertas vaginitis), excluyendo cualquier otra flora vaginal. Hace dos años, la abandonó su amante: frustración sexual porque quiere **exclusivamente** ese tipo de relación sexual, libre y sin restricciones. Únicamente desea ese tipo de relación con ese hombre, la exclusividad, y sólo tiene un tipo de germen. ¿Coincidencia?

Candida albicans vaginal en cada embarazo
La señora X tiene miedo de que su marido la engañe de una manera poco elegante, es decir, con una de sus vecinas, con una mujer alcohólica, sucia, y eso le pasa en cada uno de sus embarazos. Su vivencia es: traición sexual.

Vaginitis pruriginosa
La señora X es empleada doméstica: quiere hacerlo de manera limpia. Se entera de que su madre, durante el embarazo, se avergonzaba de estar encinta. Siendo bebé, y después niña, duerme en la habitación de sus padres y se siente vulnerada por la imagen de las relaciones sexuales parentales: violencia, miedo de que su madre muera. Conoce a hombres «malos», se siente sucia, busca al padre a través de la violencia sexual. No siente ningún deseo sexual, no quiere más relaciones; el asco se traduce por una picazón sexual. Quiere arrancarse la piel. Por otra parte, su miedo a perder a su marido se traduce por un dolor en el ovario derecho.

Tumor en la vagina

La señora X desarrolla un tumor en la vagina. Vive sola. Su vivencia es: «No estoy segura de **atrapar** el pedazo de macho». Para ella, es esencial.

Esquenitis

La señora X sufre una esquenitis desde hace varios años.

Me comenta *que no logra curarse de esa enfermedad, que está echando a perder su vida, le impide tener una sexualidad normal, es un círculo vicioso.* El drama que está en el origen es, sin duda, una mala experiencia con alguien vicioso, drama vivido como una tragedia que no tiene fin. Siendo niña, sufrió abusos sexuales. Cuando acaba la terapia, lo ve todo más claro, se siente liberada, pero los síntomas vuelven al cabo de unos días.

LABIOS MAYORES – VULVA

Anatomía

Los labios mayores forman dos repliegues cutáneos con una capa adiposa subyacente. Su cara interna contiene numerosas glándulas sebáceas. Los labios mayores corresponden, desde el punto de vista embriológico, al escroto del hombre.

La vivencia biológica conflictiva

La tonalidad central es *protección*.

CONFLICTO DE PENETRACIÓN, DE RELACIÓN SEXUAL FORZADA.

Prurito vulvar: «Prohibido darse o recibir placer».

«Estoy en la dualidad entre el deseo de realizar el acto sexual y la imposibilidad de hacerlo».
«Presencié una vivencia sucia y no tuve la capacidad de decirlo».
Secreto unido a la sexualidad.
«Para no separarme nunca, estoy dispuesta a humillarme».

Ejemplos

La señora X tiene herpes en los labios mayores. Para ella: «El acto sexual es sucio y constituye, moralmente, un pecado».

«No está bien sentir placer, el acto sexual está concebido para reproducirse».

La señora X se fuerza a acostarse con su marido por amor. Se somete a la penetración. Tiene una patología en los labios mayores.

Vulvitis e hiperleucorrea

La señora X viene por una vulvitis, que padece desde los veintiséis años, con hiperleucorrea. Su conflicto programado tiene lugar en la mitad de la edad, es decir, a los trece años.

Su madre, un día, le suelta sin rodeos: «No quería tenerte, intenté abortar con agujas de tejer, pero estabas muy enganchada». Le repite esta historia varias veces. Desde ese día, tiene imágenes obsesivas de ese aborto. Ve las agujas que entran por la vulva. La hiperleucorrea está relacionada con el sentido biológico siguiente: **«Quiero expulsar algo que ha entrado profundamente en mí como, por ejemplo, las agujas de tejer o, incluso, la intención criminal del otro»**. La vulvitis está relacionada con el sentido biológico siguiente: **«Obstruyo el acceso de mi útero o de mi vagina al otro»**. La noche siguiente a la sesión, las sensaciones de quemaduras aumentaron, signo de reparación.

Al principio de la sesión, me describía su síntoma como algo *violento, complicado, que no la dejaba en paz y, desde hacía poco, esto empeoraba.* Ahora ya me hablaba de su conflicto: todavía *vivía* a su madre como alguien *violento, complicado, y que no la dejaba en paz, esta mujer era un veneno, un veneno en los lazos de sangre,* podía sentirse como envenenada.

Picores e inflamación de la vulva

La señora X tiene picores y una inflamación de la vulva, flujo. En su opinión, su marido no se lava lo suficiente, huele mal, él toca tierra y productos químicos. Se siente sexualmente sucia porque no se ducha antes de tener relaciones sexuales. Ya antes no soportaba el olor de la sangre de su regla que significaba: «No puedes hacer deporte».

SENO

Anatomía

Generalidades

Los senos, órganos constituidos por diversos tejidos, recubren los músculos del tórax, entre la tercera y la sexta costilla. El desarrollo de los senos, habitualmente, es el primer signo de la pubertad en las niñas. Los senos se desarrollan, normalmente, a partir de los once años, pero también pueden aparecer a los nueve años, o después de los trece años. Alcanzan su tamaño definitivo al principio de la edad adulta.

El estradiol permite la multiplicación de los conductos, el agrandamiento de las terminaciones, el aumento del tejido conjuntivo, es decir, el volumen. El seno se rediseña en cada ciclo. Al décimo día, los conductos aumentan de tal forma que aparece un edema. La progesterona inicia la secreción de leche.

Los seños están formados por conductos, lóbulos, lobulillos, tejido fibroso y grasa, bajo los cuales se encuentran los músculos y los huesos (costillas).

Etimología

La palabra viene del latín *sinus,* «curvatura, sinuosidad, pliegue», que designaba particularmente un pliegue de la toga que recubre el pecho. Su empleo, en sentido figurado, designa la parte del cuerpo correspondiente.

Glándulas mamarias

Los senos contienen las glándulas mamarias (o galactógenos). Éstas se vuelven activas en el período de lactancia. La glándula mamaria se compone de lóbulos **separados** por tabiques conjuntivos. Los brotes glandulares, o **acinos,** se desarrollan durante la lactancia. La leche la drenan los conductos galactóforos, que están provistos, en sus extremidades, de un seno galactóforo. Esos conductos desembocan separadamente en el pezón.

Pezón

El pezón es la parte central y elevada de la areola. Durante el período de lactancia, la leche se secreta por las glándulas mamarias y se vierte a través de los conductos separados por el pezón. El pezón está eréctil.

Volumen y forma

Los senos varían su volumen en función de diferentes parámetros, tales como el ciclo de ovulación, la temperatura o la excitación, al igual que durante el embarazo. El borde de la areola, su pigmentación y su red glandular varían con el embarazo y la lactancia. La forma del seno femenino es variable, la mayoría de las veces, cónica redondeada.

Conductos galactóforos

Una red de conductos galactóforos está presente en estado rudimentario en los individuos de los dos sexos, desde la edad embrionaria hasta la edad adulta, pero sólo las mujeres, bajo la influencia hormonal a partir de la pubertad, a lo largo de los ciclos y durante el embarazo y la lactancia, desarrollan la parte glandular. La mama se rediseña en cada ciclo. Al décimo día, los conductos aumentan. La progesterona comienza la producción de leche.

Función

Además de su función biológica inicial de **lactancia,** el pecho femenino juega un papel importante en la seducción, el erotismo y la sexualidad. Se trata de un carácter sexual secundario.

En el hombre, los pechos permanecen inmaduros y no contienen glándulas mamarias: están atrofiados, salvo modificación hormonal.

En el plano superficial

La piel de la areola tiene un aspecto granuloso porque está salpicada de glándulas cutáneas y sebáceas que se hipertrofian durante el embarazo. La areola está equipada de fibras musculares lisas, músculos del esfínter perialveolares, que controlan la función excretora del seno en el momento de la lactancia.

En el plano interno

El pecho está esencialmente constituido de un tejido conjuntivo adiposo y de ligamentos de Cooper. El tejido glandular responsable de la producción exocrina de leche sólo representa una pequeña proporción del volumen mamario.

El pecho está profusamente vascularizado.

En la parte del sistema linfático, el pecho está dividido en cuatro cuadrantes, dos externos y dos internos.

CONFLICTOLOGÍA

La vivencia biológica conflictiva general

Cinco tipos de conflictos pueden sobrevenir en los diferentes tipos de tejidos del pecho, que en ningún caso son conflictos de carácter sexual.

La **glándula:** «¡Es un drama inconcebible! Quiero proteger, alimentar a X»; esto puede generar tumor y adenoma.

Los **conductos** galactóforos: «Conflicto de separación» que desemboca en una patología intrarradicular.

La **dermis:** «Conflicto de suciedad» provocando, por ejemplo, un melanoma.

Las terminaciones **nerviosas:** «Deseo de estar separado», que produce un neurinoma.

El tejido de **sostén:** «No me siento apoyada por X (mi marido o mi madre), para educar a Y (mis hijos, por ejemplo)». Fibroma, mastosis.

Comúnmente, se describen **cuatro cuadrantes** en el pecho:
- Superior-externo
- Inferior-interno
- Superior-interno
- Inferior-externo

Mayormente, las patologías se sitúan en el cuadrante superior-externo y corresponde al tipo más habitual del conflicto.

Caso no habitual: una mujer, ensimismada con ella misma, desarrolla un tumor en el cuadrante interno; además, siempre ha sido desvalorizada en su familia, como hija, niña, inferior; lo que puede acarrear un tumor situado en el cuadrante inferior-interno.

Descodificación de las **diferentes localizaciones posibles en el pecho:**

Si el conflicto es vivido en posición de dominante, de madre, es el sector superior.

Si el conflicto es vivido en posición de inferioridad, de hija, de niña, es el sector inferior.

Si el conflicto está orientado hacia ella misma, será el cuadrante interno.

Si el conflicto está orientado hacia la familia, el exterior, será el cuadrante externo. Mitad inferior del pecho, cerca del pliegue del tórax: el drama debe quedar escondido, secreto.

Otras vivencias posibles:
«Mi instinto maternal está reprimido».
«No puedo alcanzar mi ideal de amor».
«¡No puedo concebir!».
«Quiero atraer al macho, seducir».

Ganglio cerca del seno izquierdo:
Ejemplo: «Mi hijo no tiene padre y soy yo, la madre, quien debe protegerlo».

Un tumor de seno (mama) hormonodependiente; canales del seno:
La parte del canal del seno es hormonodependiente.
La parte glandular del seno está sin receptores.
«Me siento afectada en mi feminidad».
Hay que suprimir a la mujer.
«Tengo un conflicto porque soy **dependiente** de mi feminidad para estar bien».

Microcalcificaciones mamarias (descodificación de Laurent Daillie):
Hipótesis factible: «Quiero dar más estructura a mi hijo».

Quistes grasos o fibrosos del pecho:
«No quiero ese contacto».
«No consigo seducir al hombre y eso me desvaloriza».
Desvalorización estética: «¡Qué feo es mi pecho!».

Adenoma:
«QUIERO ENVENENAR A ALGUIEN». (Descodificación de Laurent Daillie)[14]

Patología en el hombre: papá-gallina.
Para Jacques Martel, los conflictos son:
«No me valoro».
«Soy incapaz de expresar mi feminidad».
«Inconscientemente, deseo ser una mujer».

Seno izquierdo
CONFLICTO EN LA RELACIÓN MADRE/HIJO O CONFLICTO DEL NIDO.

Cualquiera que sea el territorio, está afectando al nido, con la noción de: «**Todo aquello de lo que nos sentimos responsables en primer lugar,** en todo lo referente a lo que sentimos de que alguien nos necesita absolutamente», *en fin… ¡eso es lo que creemos!*
Se trata, en primer lugar, de los hijos que, con toda natu-ralidad, consideramos como «en el nido». Nos sentimos en solidaridad con un hijo al que protegemos de alguien o de algo.
El impacto puede producirse:

- con un **niño** real, virtual o simbólico (alumno, sobri-no, ahijado, etc.);
- con un **enfermo,** un accidentado o, incluso, una per-sona muy dependiente porque, por ejemplo, es muy

---

14. Véase *La logique du symptôme*, ediciones Bérangel.

mayor (esta persona es, entonces, considerada como un niño);

- en la relación madre/hijo, es decir: preocupación por sus propios hijos, pero también preocupación por su **propia madre;**
- en un sentido más amplio, con todo aquello y todos aquéllos con los que nos sentimos obligados a «en primer lugar, **hacer de madre»**, «¡a acoger en su regazo!», es decir, a proteger;
- el conflicto puede estar también relacionado con **su apartamento,** su casa. Es el conflicto del nido, ése es el primer sentido arcaico del seno izquierdo. Porque, en la naturaleza, el ave, el pez, el mamífero, antes de nada, deben tener un nido. Mientras la hembra no lo tenga, no produce hormonas, pero en cuanto encuentra un nido, su nivel de hormonas (de estrógenos) aumenta. Después, puede tener lugar la seducción, el acoplamiento y el nacimiento de las crías, que ya tienen su nido a punto.

Los **bronquios, las arterias coronarias** están relacionados con las hormonas sexuales (testosterona), es decir, con el acoplamiento, el deseo de reproducción; es el equivalente a la mama izquierda para el macho: sin territorio no hay reproducción.

Seno derecho

**CONFLICTO CON ALGUIEN A QUIEN, EN SE-
GUNDO LUGAR, SE LE HACE DE MADRE: LA
PAREJA, PERO SIN CONNOTACIÓN SEXUAL.**

La primera pareja es el padre.

En segundo lugar, el marido (alimentado y cuidado, pro-
tegido por su mujer, que se ocupa de él) y el amante.

En tercer lugar, los hermanos y hermanas, a veces los hijos
cuando se convierten en adultos (y considerados como
adultos, independientemente de su sexo).

En cuarto lugar, el vecino, el colega, el primo, el amigo.

En el caso de la mujer zurda

Es a la inversa: el seno derecho está alterado por el conflicto del nido y el seno izquierdo por el conflicto de la pareja
(*véase* «Seno derecho»).

Ejemplos para el seno izquierdo

La señora X trabaja mucho y tiene **varios hijos.** Su marido
y ella deciden construir una casa. El marido quiere que haga
los planos con él, muy rápidamente. Ella, desbordada por su
trabajo, está agotada, no puede. Discuten a propósito de esta
casa, que a ella le gustaría tener como **nido.** Le descubren un
tumor en el pecho izquierdo.

El amigo de la señorita X le propone matrimonio (ella tiene
treinta y ocho años) y después no lo vuelve a mencionar nun-

ca más. Ella se sorprende de **no poder construir un nido, de tener esa referencia;** desarrolla un quiste líquido en el pecho izquierdo.

La señora X ha sido operada del pecho izquierdo. Tiene una **hemorragia con sangre calcificada.** Está estructurada (calcificación) sobre la muerte de su hermana y de su madre (lazos de sangre) a causa de cáncer de mama. «Retengo la muerte»: hemorragia interna.

Ejemplos para el seno derecho

La señora X tiene el pecho derecho rojo, caliente, que crece y se vuelve sensible. Conflicto: **«Cuando me muera, ¿quién va a ocuparse de mi hija adulta depresiva?** Tengo miedo de que se vuelva una piltrafa, es una persona incapacitada». Creencia: «Sin hijos, estamos sin rumbo, y mi hija no tiene hijos».

No le importo

Desde su matrimonio, la señora X sentía **que no le importaba mucho a su marido.** *Shock:* un día, él llama a un amigo para ir al cine. Ella tiene la impresión de que ya no cuenta para él. Se siente separada de él. Duerme menos, pierde peso, desarrolla un conflicto durante ocho o nueve meses. Luego aparece un nódulo de 3 cm en su pecho derecho. Cuando su marido ve a su esposa enferma, se esfuerza mucho para complacerla y la situación se arregla.

Fibroma en el seno derecho

El tumor mide 23 mm por 10 mm. Su padre nació el 23 de octubre, 23/10. Durante su infancia, nunca **pudo apoyarse en él.** No ha tenido familia. Se ha construido a sí misma, sola. Cuando, más adelante, su padre quería apoyarla, eso le provocaba un estrés importante.

SENOS: LA GLÁNDULA MAMARIA

Órgano afectado

La glándula mamaria: acinis, lóbulos.

Sentido biológico

La función biológica de la mama es, por supuesto, alimentar, producir leche. En este aspecto, su función es la de **proteger al otro,** es decir: «al que alimento y cuido de forma maternal (al bebé, al niño y, por extensión, a cualquier otro)». Pero, antes de nada, para tener un hijo, hay que recibir al macho. Y antes de tener un macho, son necesarios un nido y una crisálida.

Ilustración verídica: una gata pare 12 gatitos; la madre de esta gata (es decir, la abuela) vive en el mismo lugar, vuelve a tener leche sin estar embarazada y los gatitos van a mamar de ella.

La vivencia biológica conflictiva

La tonalidad central es *protección*.

«QUIERO PROTEGER, ALIMENTAR A X. ME NE-CESITA».

«¡Es inconcebible!».

Síntoma

Nódulo compacto cuyo grosor es proporcional a la duración del conflicto. Al cabo de dos meses, mide alrededor de 7 mm.

Observaciones

En el hombre (1 por 100 de los tumores de mama): Conflicto padre/hijo; «papá-gallina».

La glándula mamaria tiene el mismo origen que las glándulas venenosas de algunos animales; en consecuencia, el conflicto es: **«Quiero matar al depredador»** (descodificación de Laurent Daillie). Algunos animales, como las medusas, tienen glándulas urticantes que, después, en los mamíferos, se transforman en glándulas sebáceas, sudoríparas, y después en

glándulas mamarias, porque siempre existe la misma idea: «**Me protejo** del depredador».

Ejemplos

Tumor de mama

La señora X dice: «Quiero ayudar a una amiga que rechaza mi ayuda». Conflicto programado: «Cuando era joven, quería ayudar a mi madre, depresiva, sin conseguirlo».

Múltiples conflictos

En agosto de 1999, la señora X descubre, palpándose, un bulto en su pecho izquierdo, bulto que crece rápidamente. Hay que operar deprisa.

Noviembre de 1999: bulto en el pecho derecho. Operación, radioterapia, terapia hormonal.

Diciembre de 2002: dolores en el sacro y en la pelvis. En la escintigrafía ósea, se observan agujeros de descalcificación. De nuevo, quimioterapia, radiación.

Diciembre de 2004: dolores en el hígado. En el escáner, se notan varias lesiones: quimioterapia.

La señora X me dice que es **zurda,** y no recuerda ningún suceso particular antes de la aparición del bulto en el pecho.

Insistiendo, he aquí algunos sucesos que *la habían contrariado un poco.*

1) Su hermana, A., sale con un hombre de aspecto dudoso; el padre la echa de su lado.

Ese hombre comete un robo, es arrestado y le pide a A. un falso testimonio. Se niega y a él le condenan a un año de cárcel. Cuando sale (verano de 1998), busca a A. y la pega delante de su madre, que presencia la agresión y se siente impotente. La señora X siente odio hacia ese hombre, tiene mucho miedo por su hermana y desea protegerla. Esta situación persiste hasta que su hermana, que sale con otro chico, se queda embarazada. La señora X se siente tranquila en el momento del parto (pecho izquierdo).

2) Mayo 1999: su hijo va a ver un partido de fútbol, la señora X le pide que se aleje de las zonas de las peleas, en la parte alta de la tribuna. Lo hace y la tribuna se viene abajo; ella está delante del televisor y ve a su hijo en el suelo, muerto, en medio de un charco de sangre. Contiene las lágrimas para no asustar al hermano pequeño, que está a su lado. De hecho, milagrosamente, a su hijo no le ha pasado nada, mientras que todos los que estaban a su lado han muerto. Durante meses, está obsesionada con los peligros que pueden amenazar a su hijo: pesadillas, obsesión, hasta el día de hoy (pecho derecho).

3) La operan del segundo pecho y le inyectan hormonas; ya no es capaz de sentirse mujer, porque ya no tiene deseo sexual, y se culpa a sí misma; su marido, sin embargo, no la culpa de nada.

4) Desarrolla una grave desvalorización sexual. Su sacro, que se arquea en las ondulaciones del juego amoroso, ya no le sirve de nada y comienza a desmineralizarse.

Marzo de 2004: compra una casa y, en septiembre de 2004, todo su rebaño de vacas se ve infectado por un parásito. Financieramente, es una catástrofe; atiende a sus animales y ha de tirar la poca leche que producen. Tiene que pedir dinero a sus padres: afección en el hígado (conflicto de carencia).

Es la mediadora entre todo el mundo (padre/madre – padre/hermana – la gente del pueblo), los demás son más importantes que ella; debe ayudar, salvar, continuamente, a cualquier precio y sin importar su propia suerte.

Tal vez, esos síntomas aparecieron para eliminar ese esquema que la ha conducido a desarrollar esas patologías, y de esta manera renacer, es decir, encontrar otro esquema de vida.

El viejo esquema le ha mutilado la feminidad.

Único objetivo: *existir como mujer.*

Después de la terapia, adopta una nueva creencia: «¡que cada uno se ocupe de sus propios problemas!».

Las creencias restrictivas identificadas son:

- «debo sufrir en lugar del otro»,
- «sólo yo puedo ayudarle»,
- «puesto que tengo confianza en mí misma, tengo razón y sé mejor que el otro lo que es bueno para él, o ella».

Nuevas creencias al final de la sesión:

- «vive tu vida»,
- «puedo equivocarme»,
- «soy curiosa»,
- «mejor enseñarte a pescar que darte el pescado».

✳

SENOS:
CONDUCTOS GALACTÓFOROS

Órganos afectados

Las separaciones atacan al cerebro, al córtex somatosensitivo, que también rige la epidermis. Embriológicamente, los conductos de la mama son del mismo tejido que la epidermis, son una invaginación de ésta.

Órganos que pueden estar relacionados con los conductos cuando existe un conflicto madre/hijo:

Músculos flexores de todo el miembro superior, hasta la mano, la piel que la recubre, la piel del hemicuerpo izquierdo, al igual que la cara interna de la pierna izquierda.

La cara externa de los brazos y de las piernas puede significar una separación con defensa simultánea.

La vivencia biológica conflictiva

La tonalidad central es *social, relacional.*

CONFLICTO DE SEPARACIÓN, NO SEXUAL, SINO CON CONNOTACIONES MATERNALES.
Falta de comunicación con personas cercanas que queremos abrazar contra el pecho.
Separación, partida, arrancada del pecho.
Si el conflicto es largo, intenso, la piel también podrá verse afectada.

> **Seno derecho** = conflicto de separación en las relaciones horizontales (por ejemplo, el marido se marcha).
>
> **Seno izquierdo** = conflicto de separación en las relaciones verticales (por ejemplo, madre, hijo).
>
> Sentirse separada de su hijo, tanto en sentido literal como figurado (falta de comunicación, de comprensión).
>
> Un drama humano asociado a una falta de comunicación puede conducir a una patología de la glándula (nódulo) y de los conductos.

Observación

En presencia de un conflicto de separación con la pareja (es decir: conducto del seno derecho, para las diestras), más un conflicto de nido (es decir: glándula del seno izquierdo), **los dos trastornos se centrarán en un solo seno** (en nuestro ejemplo, el seno izquierdo).

El conflicto arcaico es prioritario; un solo seno está afectado (el izquierdo, lugar del conflicto arcaico), con la finalidad de no enfermar de los dos y de conservar uno.

En consecuencia, un conflicto de desvalorización afectará el esternón y las costillas dorsales.

Sentido biológico

El sentido biológico de las ulceraciones de estos conductos es permitir el aumento del paso de la leche. El sentido es: en el caso de pérdida de contacto con el niño, la madre ya no podrá amamantar, la mama continúa fabricando leche y se congestiona y duele. Las ulceraciones permiten almacenar y después facilitar el fluir de la leche producida.

Síntomas

Según la intensidad y la duración del conflicto:
- Anestesia, picores, pequeños dolores, punzadas, sensación de quemazón.
- Insensibilidad o piel hipersensible.

Un conflicto en la mama asociado a la piel conlleva sensaciones de quemazón y de grandes dolores que aumentan proporcionalmente al conflicto de separación activo; ejemplo frecuente: «Tengo miedo de dejar solos a mis hijos si me muero».

Entumecimiento de la mucosa que recubre el conducto en la zona afectada por la o las úlceras. Inflamación más o menos importante detrás del pezón.

Tumor intrarradicular. Microcalcificaciones.

Ejemplos

«Esta mujer me ha quitado a mi marido»; el seno derecho está afectado.

El nido
La señora X tiene un tumor en los conductos del seno izquierdo desde marzo. Su compañero, un año antes, rompe todo lo

que hay en el apartamento, apartamento que ella adora. Su apartamento lo es todo para ella. En febrero, él se va: «Recupero mi apartamento y los contactos con las amigas».

Seno derecho: conflicto de separación

La señora X tiene un lío amoroso, puesto que no tiene ninguna comunicación con su marido. Su marido se entera. Es un *shock:* ella se siente sola; ya no puede ir ni hacia el amante ni hacia el marido. La señora X se separa de lo que quiere (amante) y está en contacto con lo no-querido (el marido). Unos años más tarde, decide abandonar a su esposo, pero se siente aún más sola. Más adelante, se encuentra inmersa en un grave problema profesional, por lo que piensa menos en la separación (un conflicto expulsa al otro). Entra en vagotonía sin solucionar directamente el conflicto.

Tumor en la mama izquierda

Su *shock* se debe a un problema profesional: vende viviendas prefabricadas («nidos») y es despedida, sin razón, a los 52 años. Adora su trabajo, trabaja muy bien y se implica mucho. Desarrolla su tumor en la glándula y en los conductos. Cuando tenía 26 años, la mitad de su edad en ese momento, su marido la engaña y ella se marcha con su hijo de seis años; se culpabiliza por separarlo de su padre: conflicto de separación por **identificación** con el hijo en su relación padre/hijo. Al mismo tiempo, dimite. En la mitad de la edad de esta separación (es decir, 13 años), ¡va a un internado…! Pierde su nido familiar.

Punto pedagógico: Los ciclos biológicos memorizados

Marc Fréchet, psicólogo clínico parisiense, ha observado el siguiente fenómeno en numerosos casos: cuando un síntoma aparece en una fecha precisa, se produce muy a menudo una problemática secreta que se mantiene disimulada, rechazada, prohibida, exactamente en la mitad de esa edad.

Por ejemplo, a los 36 años, el señor X es despedido, a los 18 fue expulsado de su colegio. Marc Fréchet explica esto con la metáfora siguiente: cuando cogemos una cuerda y la colocamos entre dos palos, si golpeamos, emite un sonido. Si cortamos exactamente esta cuerda en dos, y la percutimos de nuevo, produce la misma nota una octava superior. De esta manera, podemos renovar la experiencia varias veces, cortarla de nuevo en dos y después otra vez en dos. Así, podremos encontrar en este hombre, a la edad de 9 años, un instante durante el cual se sintió rechazado, dejado de lado por un grupo de camaradas; a los cuatro años y medio, dejado de lado por sus padres, con motivo de un nacimiento, por ejemplo.

Este descubrimiento, que se tiene que verificar cada vez, permite al terapeuta encontrar el primer acontecimiento, el más antiguo que, habiendo pasado en silencio, produce estragos en el psiquismo del paciente y se renueva de manera inconsciente, biológica, al doblar la edad, al cuadriplicarla, etc., hasta que ese individuo toma consciencia y se libera del primer trauma, del primer sufrimiento.

Efectivamente, nuestra vida es cíclica, el universo es cíclico —ya se trate de estaciones, del ciclo menstrual, del ciclo de la luna, del ciclo de la vida y de tantos ciclos más—, la vida se instala de manera inconsciente, automática y naturalmente. Por lo tanto, el ser humano no tiene que pensar ni actuar: las cosas se manifiestan de nuevo como para recordárselo.

Seno/ovario

El amante de la señora X vuelve con su esposa: ella descodifica los conductos del seno derecho (conflicto de separación). Su hija de dieciséis años está enamorada de un chico de veinticinco; tienen relaciones sexuales. Fatídicamente, se corta la relación con su hija (ovario).

Tumor de los conductos del seno derecho, linfangitis

A la señora X le descubren, en febrero de 2003, un tumor en los conductos del seno derecho. Un mes antes, recibe la grata sorpresa, por fin, de que puede abandonar el norte de Francia e ir al sur. Para ella es la mayor felicidad de su vida. «Por fin, voy a encontrar el sol», me dice. «Y si esto hubiera sido imposible, ¿cómo lo hubiera vivido?»; siente ansiedad en el plexo *solar,* y tiene la impresión de ser una niña, revive una escena de la escuela en la que la profesora la agrede. Regresa a casa llorando y quiere contárselo a su papá, que siente como ausente. Aunque está presente físicamente, se siente separada de él y, por lo tanto, no la protege.

Bastante a menudo, el sol es el símbolo del padre, e ir hacia el sur, para ella, es como acercarse al padre ideal, como acercarse a esa mirada puesta sobre ella para protegerla. El seno derecho, en descodificación, está conectado con la relación con el hombre: el padre, que ocupa, históricamente, el primer lugar en la historia de la mujer; luego vienen el marido, los amigos, el amante, etc.

La función biológica de los conductos linfáticos es la protección del cuerpo, lo que, cruelmente, le ha faltado. Al llegar al sur, en enero de 2003, soluciona el viejo conflicto de separación y de falta de protección del padre –simbolizado por el sol–.

SENOS: DERMIS

La vivencia biológica conflictiva

La tonalidad central es *protección*.

CONFLICTO DE MANCHAS, ATAQUE A LA INTEGRIDAD – CONFLICTO DE ESTAR DESFIGURADA.

Ejemplos:
Una cicatriz, un pecho estropeado, una amputación vivida como una mutilación. El pezón supura.
Cuando la mujer oye: «Tienes un pecho feo», se resiente en el esternón.

Síntomas

Mancha marrón, nevus, grano feo y costroso.

Granos de color violeta que van aumentando a medida que el conflicto continúa.

Nódulos de permeación (tumor en la cicatriz).

Vesículas que supuran en y alrededor del seno (amarillas, rojas…).

Cuando el pecho es operado y extirpado, a veces sucede un conflicto que se perpetúa como un «tumor fantasma». Es como una «progresión imaginaria» antes de ver aparecer los granos alrededor de la cicatriz.

Dicho de otro modo, existe un tiempo que corresponde a la temporalidad del proceso de regeneración de la dermis del pecho extirpado, que será recubierto por el melanoma y acabará en cicatriz.

Infección local.

Dolores.

Ejemplos

Su nido se ve ensuciado

La señora X le confía su casa a su cuñado durante unos días, para que la vigile durante su ausencia y la de su marido. A su regreso, es el *shock;* reina un gran desorden: la cama sin hacer, sábanas sucias tiradas por el suelo. No le puede decir nada a su marido dado que es su hermano. **Su nido se ve ensuciado:** el dormitorio en un estado lamentable, la lavadora estropeada, la televisión rota. *«Me sentía noqueada* (dice), pasmada; dejo la casa en confianza, llamo por teléfono cada día y él me dice «ningún problema»; no me lo esperaba. ¡Es inconcebible!».

El seno izquierdo se vuelve rojo, después negro: hay una afección de la glándula del seno y de la dermis. Diagnóstico de **escirro** (epitelioma acompañado de una esclerosis y de una retractación local).

Seno azul
El seno derecho de la señora X se ha puesto de color azul sobre la parte superficial. Tiene un conflicto con su marido: **«Quiere manejar mi vida»**. Además, quiere proteger a su hija de veinte años: «Cuando la miro, me veo a mí misma: quiero protegerla de su padre».

Vitíligo en la areola de los senos, el pubis y el sexo
La hermana de la señora X sufre una agresión sexual y desarrolla vitíligo en los senos. Un año después, la señora X se casa y, unos meses más tarde, desarrolla vitíligo: «Me siento decepcionada sexualmente por mi marido. Desearía tener relaciones sexuales puras, angélicas, blancas».

SENOS: VAINA DE LOS NERVIOS

La vivencia biológica conflictiva

La tonalidad central es *social, relacional.*

«NO QUIERO NADA DE ESE CONTACTO».

Es lo contrario del conflicto de separación:

«El contacto me es impuesto; es desagradable, doloroso, no querido».

«No quiero ser tocada».

«Quiero estar separada».

Sentido biológico

Los síntomas aparecen allí donde no queremos que se nos toque: pecho, cara, etc.

Neurinoma – conflicto de la protuberancia: miedo a ser tocado(a), golpeado(a), pegado(a); el cerebro envía una cámara de protección. En la mama derecha, o en la mama afectada por el deseo del marido, aparece un neurinoma.

Ejemplos:

«No quiero que mi marido me vuelva a tocar».

«No quiero que el médico me vuelva a tocar»: seno anteriormente enfermo, palpado, irradiado, etc.

Síntomas

Unos granitos, más o menos grandes, aparecen rápidamente (alcanzando, a veces, el tamaño de una avellana en una noche). Al principio se movilizan bajo los dedos como canicas, son firmes pero móviles.

A veces, se trata del líquido de la vaina de los nervios, que se vuelven gelatinosos.

Los nódulos se vuelven dolorosos, enrojecen y, a veces, se amoratan.

Se endurecen, se enquistan.

Neurinoma.

Observación: como ya se ha indicado en la introducción de los libros de esta colección, ¡una consulta con el médico es imprescindible!

Ejemplos

«Cuando he vuelto a ver la sala de radioterapia, he sufrido un *shock*», es el shock conflictivo de no querer volver ahí. A partir de ese momento, una docena de nódulos pequeños aparecen bajo la piel de la señora X.

Neurinomas del seno derecho
«Utilizan su espacio de sala de oración; su lugar, su nido ha sido invadido por mesas y sillas».

Nódulo en el seno izquierdo
Septiembre de 2000: durante una visita rutinaria al médico, la palpación del pecho de la señora X revela un bulto, como un guisante que se desliza bajo la piel, por lo tanto, no es un adenoma. Rechaza hacerse una mamografía (su cuñada ha muerto de un cáncer); tiene miedo, falta de confianza en la medicina, está en la negación.

Su conflicto programado:

A finales de 1998, cuando compra su casa, tiene un miedo irracional, visceral, a que la hija de su compañero y su madre le quiten su propiedad, esta casa; sentimiento de amenaza, de ser desposeída: inseguridad, impotencia. Protege su propiedad, su nido, quiere situar a los demás a distancia.

✳

SENOS: TEJIDO DE SOSTÉN

La vivencia biológica conflictiva

La tonalidad central es *desvalorización.*

«NO ME SIENTO APOYADA POR... (mi marido, mi madre...) para poder ayudar, hacer de madre, alimentar...».
«Tengo que ser fuerte (pecho fuerte) porque estoy sola. Sólo puedo contar conmigo misma».

DESVALORIZACIÓN ESTÉTICA
Oímos decir: «¡Qué feo es tu pecho!».
«¡Deseo de tal manera seducir al hombre, al otro, dependo tanto de ello!».

Ejemplos

«Mi madre me critica en mi papel de madre y no me ayuda».
«Mi marido se pasa el día bebiendo y mirando la televisión

en vez de ayudarme a cambiar los pañales al bebé, a darle de comer…».

«Mi compañero no me apoya en nada. Lo hago todo yo sola».

Quiste liquidiano en el seno izquierdo
La señora X, durante una consulta, dice: «Tengo una gran pena (dolor que no expreso: líquido) puesto que mi madre (seno izquierdo) no me apoya (tejido de sostén)».

✳

PATOLOGÍAS DIVERSAS

Esterilidad

La vivencia biológica conflictiva

«Es imposible asumir la función de adulto».
Nos quedamos en la etapa infantil: «Un niño no hace de niño». «Sigo siendo un niño».
También podemos buscar la noción de los padres que **prohíben a su hijo crecer.**

«Estoy **atrapada** (en una situación, con una persona, en un lugar…)».

«**Tengo miedo de la realidad,** tengo miedo de encarnarme».

«Me desvalorizo por no ser capaz de seducir a la otra persona. Hay un **peligro en seducir**».

Pérdida de territorio. **El nido no está listo.**

Miedo a la muerte relacionada con el embarazo o con el nacimiento.

«Tengo miedo a morir en cuanto sea padre».

«Moralmente, no tengo derecho de consumar el acto sexual».

Incesto simbólico con su marido.

Es preferible no transmitir los problemas heredados, inconscientemente: «No quiero hacer revivir semejantes horrores a mis hijos». A partir del éxodo, la diáspora, el genocidio, la guerra, la violación.

«Me niego a transmitir este "lío" familiar».

«Mejor ningún hijo que un hijo minusválido».

«Si tengo un hijo, me muero».

Si, cuando la persona estaba *in utero,* sus padres estuvieron en un no-deseo de hijo (consciente o inconscientemente), puede haber programación de esterilidad en su hijo (lo que escuchará y pondrá en práctica es: «No quiero que el niño nazca»).

Ejemplos

Diferencia de edad

La señora X no consigue quedarse embarazada: «No tengo derecho a procrear»; porque se encuentra en una situación de incesto simbólico. Esta mujer se casa con un hombre que tiene veinte años más que ella. El psicobioterapeuta debe señalar las fechas de nacimiento (véanse los trabajos de Salomon Sellam en ediciones Bérangel).

Primera frase

Una mujer viene, se sienta. Escribo su primera frase: «Hay tantas cosas, que no sé por dónde **empezar**». Tiene un problema de secreto de familia, su padre no es su padre:

- «hay tantas» = noción de cantidad, podemos oír las gónadas, los ovarios o los testículos.
- «cosas» = secreto, gónadas,
- «no sé» = noción de secreto,
- «por **dónde**» = escuchamos el sonido *papa*,[15]
- «dónde» = también representa el secreto, una pregunta,
- «por dónde empezar» = alusión a la concepción, al principio.

Viene a la consulta por un problema de esterilidad, relacionado con un secreto: ¿quién es el progenitor?

Los primeros niños mueren

La hermana mayor de la señora X falleció a los veinte años. La hermana mayor de su padre falleció a los veinticinco años. El primer embarazo de su madre acaba en aborto. Conclusión: si tiene un hijo, morirá; así pues, es mejor ser estéril. Pero quiere complacer a su madre: endometriosis.

---

15. El autor hace un juego fonético entre «pas par quoi» («por dónde», en español) y papá.

Protocolo – fantasías sexuales y embarazo

Objetivo

Trabajar las aprensiones de la mujer con respecto al embarazo.

Indicaciones

Angustia, esterilidad.

Técnica

Establecer un parámetro de tiempo con los siguientes elementos:

Concepción – Parto – Lactancia – Educación del niño

Percepciones de temores que la mujer puede sentir inconscientemente en relación con sus fantasías sexuales, su historia.

1. Fantasías sexuales de la mujer durante el embarazo

— Estética. «Ya no me reconozco a mí misma. Mi vientre va a aumentar, voy a tener formas, voy a ser deforme».
— Miedo en la relación de pareja, por las formas: «Como estoy cansada, soy menos deseable».

— Sexualidad diferente.

— Estatus de madre. No parecerse a su madre, no ser más una mujer. Hay un cambio hormonal.

— Miedo a que el niño sea anormal (miedo a encefalitis, angioma en la cabeza, por ejemplo).

— Sobrepeso.

— Miedo al parto.

— Miedo a perder el niño (niños hiperactivos o asmáticos). Hace ruido permanentemente para mostrar que está vivo. Porque la madre vive mal la inmovilidad, que para ella quiere decir la muerte. En cuanto él se calla, ella está angustiada porque tiene miedo de que se haya muerto.

— Miedo a las náuseas.

— Ejemplo de una mujer estéril: «Si estoy embarazada, mi padre sabrá que he tenido una relación sexual»; ¡aunque está casada desde hace cinco años!

— Miedo a ser engañada porque: «Ya no seré deseada».

— Miedo a perder mi trabajo.

— Miedo a perder mi libertad.

— Miedo a morir.

— Miedo a no conseguirlo, a sufrir en el momento del parto.

— Miedo a la hemorragia, a perder mi sangre (coágulo).

— Ser mamá, si se es un niño, es imposible.

— Mujeres que no se realizan en sus cuerpos.

— El embarazo acaba en el parto. La mujer puede tener miedo de no llegar hasta el final o concluir.

2. Después del parto

— Deformación del pecho.

— ¿Podré hacerlo?

— ¿Tendré leche suficiente?

— La señora X sólo produce leche en la mama izquierda porque no quiere amamantar a su marido, la leche no saldrá de la mama derecha.

Poner los elementos más llamativos en la línea del tiempo.

«Y he aquí, se entera de que está embarazada. ¿Qué pasa en su interior?». Hacer avanzar a la paciente en su línea del tiempo.

«Avanza, ¿qué sucede ahí, a... meses de embarazo?».

Hacerla avanzar físicamente en su línea del tiempo y ponerla en contacto con lo que sucede en su cuerpo.

Diferenciar deseo de embarazo y deseo de hijo.

«Qué representa para usted tener un hijo? ¿Ser madre?».

Hiperprogesteronemia

«Bloqueo para impedir un embarazo».

Cistitis

La orina da información a los machos sobre el ciclo menstrual.

«No quiero que él sepa que estoy en período de ovulación, de fertilidad».

Menopausia

A menudo, la mujer confunde la pérdida de su capacidad de procrear con la pérdida de su capacidad de seducir, de ser mujer. Sufre, entonces, una pérdida de su imagen consciente de ser una mujer.

Sofocos:

No es una fatalidad, sino un conflicto.

La pregunta es: «¿Qué o a quién tengo que calentar? ¿Qué muerto, qué muerta, qué tiempo muerto, qué proyecto muerto…, qué falta de calor hay a mi alrededor, qué frío?».

Frío = fallecimiento = duelo; «Hay que calentar la muerte, la casa vacía, etc.».

Frío = falta de amor, de sexo; «Ya no seduzco a mi marido».

Frío = ausencia; «Los hijos ya no están en casa».

Vapores:
«Esta forma de relación, de contacto, no me conviene».
«Estoy bajo presión».

Ejemplo

La señorita X, enfermera, recibe la visita de una amiga que le pregunta: «¿Cómo harías tú para suicidarte?». Le da la fórmula de un cóctel mortal. La amiga se suicida tomando ese cóctel, ella se queda helada. Desde entonces, la señorita X tiene sofocos, que toma por síntomas de la menopausia.

La señorita X besa a su abuelo que acaba de morir, está helado.

OBSTETRICIA

GENERALIDADES

Embriología

Los aparatos sexuales masculino y femenino son de origen fundamentalmente mesodérmico; sólo algunas células del endodermo y del ectodermo migran.

Inicialmente, las células son las mismas que las células del aparato urinario.

Los senos son un engrosamiento de la epidermis; son una invaginación del ectodermo, que creará los conductos galactóforos; y después acontece una proliferación del mesénquima (mesodermo).

Generalidades sobre el embarazo

El embarazo es el único tumor natural, es como un tumor en el útero, con multiplicación de células, pero células de otro, ¡células extrañas!

Los niveles de estrógenos y de progesterona aumentan durante el embarazo. La modificación hormonal es igualmente debida a la secreción placentaria. El nuevo equilibrio hormonal no está regulado por la madre, sino por el bebé.

Parecería ser que una mujer embarazada de una niña tiene los ojos en miosis (en simpaticotonía) y, en el caso de un niño, en midriasis (en vagotonía).

Vivencia de la madre

- **El cuerpo en estado de vagotonía:** así pues, el embarazo es un «tumor» natural que el cuerpo debe ser capaz de aceptar. El cuerpo dispone de dos meses después de la concepción para pasar obligatoriamente al estado de vagotonía.

- **El embarazo es, a veces, la resolución de un conflicto:** de no tener hijos, de sentirse inútil, sin sitio, sin valor o, incluso, de rechazar su feminidad (sus hormonas femeninas); efectivamente, estando embarazada está sobre todo bajo la impregnación hormonal masculina…, y esta resolución se acompaña a veces de edemas cerebrales provocando, a su vez, edemas en el cuerpo y vómitos.

- **La perpetuación de la especie es más importante que el individuo:** todos los conflictos anteriores a la concepción se dejan de lado, y la madre debe, durante su embarazo, hacer caso omiso con el fin de permitir a la vida ir hasta el final. El hijo ocupa su centro de gravedad, ella se **descentra** en beneficio de su bebé; es un programa fetal de supervivencia inscrito en la madre. Los psicoanalistas hablan de *«desapego» (véase más abajo* protocolo: «Reencontrar el propio centro»).

- **Si la madre sufre el bio-shock durante el embarazo,** pasa al estado de simpaticotonía, lo que implica una vasoconstricción y una menor aportación de sangre al útero. De ahí resultan las contracciones uterinas, pudiendo provocar un aborto o un sufrimiento fetal (según la intensidad de las contracciones). Y, si hay sufrimiento fetal, el bebé está privado de alimento y puede sentir una carencia, una ausencia de seguridad (más tarde, en su nacimiento, podría padecer nódulos en el hígado, ictericia, etc.).

Ejemplo: la cuñada de la señora X, embarazada, tiene un accidente muy grave. La señora X adora a su cuñada, se preocupa mucho, está en simpaticotonía, es decir, en vasoconstricción, incluidos los vasos uterinos. Hay sufrimiento fetal, el bebé ya no recibe suficiente sangre, alimento. Cuando nace, le encuentran quistes en el hígado.

- La mayoría de los síntomas durante el embarazo son **síntomas de *vagotonía.*** Si la mujer lo viviera en estado de simpaticotonía, no habría embarazo o, si lo hubiera, desembocaría en un aborto natural.

- Cuando la madre está en estado de simpaticotonía, desde las primeras contracciones uterinas, *el parto es una simpaticotonía:* la madre despierta en ese momento todos sus conflictos, los que son anteriores a la concepción y aquellos que fueron vividos durante el embarazo (salvo si se han solucionado durante el embarazo o a través del nacimiento). Puede estar, asimismo, en contacto emocional con lo vivido por las madres de su genealogía durante sus partos (miedo a morir, a tener un hijo anormal, a sufrir, a ser abandonada, a ser una mala madre...). Lo mismo ocurre en los abortos naturales y en las interrupciones voluntarias del embarazo: el cuerpo vuelve a estar en estado de simpaticotonía.

- **Depresión posparto:** la madre reencuentra los conflictos que había dejado de lado durante el embarazo.

Vivencia del hijo

- **Vivencia:** en cuanto hay vida biológica, hay función biológica, necesidad biológica, vivencia biológica.

  La madre debe pasar por el proceso de vagotonía, como hemos visto, y el hijo debe estar en simpaticotonía, siendo un gran trabajo de construcción.

- **Su vivencia es doble** desde su concepción a su nacimiento = tiene la vivencia de su madre más la suya.

  Tiene la vivencia de su madre porque está en fusión con ella; es un ser de pura emoción: va a estar en simbiosis con ella *para no ser rechazado* (si mamá tiene miedo, él tiene miedo; si ella está enfadada, él también lo siente). Algunos trabajos demuestran que el hijo tiene sueños al mismo tiempo que su madre, y, posiblemente, sueños idénticos. El hijo está en contacto con todas las emociones de la madre, con su inconsciente. Y, cuando nace, puede **empezar** a disociarse de la vivencia de su madre.

El feto también tiene su vivencia personal, de identificación: «mamá tiene miedo = es culpa mía»; «mamá está enfadada = tengo miedo», por ejemplo. Si la mamá deja de fumar al final del embarazo, puede sufrir el cese de esta adicción de forma brutal y sufrir por ello. En el sexto mes del embarazo, oye cinco veces mejor que nosotros y todos los ruidos están amplificados (gritos, lloros…).

El bebé sintetiza en él sus emociones, las de su madre y también, quizás, las de su padre; a través de los acontecimientos, el bebé se desarrolla en el «permiso de construirse» con una consciencia en diferentes planos.

- **Vivencia multiplicada:** Un año parece largo cuando somos niños y parece más y más corto a medida que nos hacemos mayores; así pues, *in utero,* un año es infinito; el hijo tiene entonces su vivencia más la vivencia de su madre y todo eso durante un tiempo infinito.

*«Durante nueve meses, el bebé tiene como único universo el seno materno». Ese tiempo, para él, estuvo **próximo al infinito** si creemos la demostración del doctor Philippe Coury-Payen, quien, basándose en el acortamiento del tiempo a medida de nuestro envejecimiento, concluye, invirtiendo la ecuación de esta relatividad y aplicándola en el período prenatal, que el tiempo de la gestación es de trillones de años.*

*»En esta **densidad temporal incomparable,** el pequeño ser en ciernes no ha conocido otra presencia viva que el latido materno latiendo para él solo, acurrucado, el instinto maternal persigue el gesto: **la madre abraza a su hijo en el regazo de su brazo izquierdo».***

- **Vivencia en el momento del nacimiento:** cuando el hijo nace, sale también, en gran parte, de la fusión biológica con su madre; de esta forma, en ese instante, el bebé entra en vagotonía en algunos conflictos que pertenecen a la madre.

Parto y nacimiento

A menudo es vivido por el hijo y la madre como una **separación acompañada de agresiones.**

Parecería que la mujer que pare se encuentra ella misma conectada de inmediato **a otro parto importante:** el suyo; y al de sus otros ascendientes, partos que, a veces, pueden ser conflictos programados cuando no fueron bien.

Es la madurez de la glándula **suprarrenal** del hijo la que provoca el parto. El embarazo que empezó por la acción de las gónadas, que se sucede por la de los riñones (líquido amniótico), termina en la glándula suprarrenal, el proyecto de nacer.

Protocolo – recuperar el propio centro[16]

Este tipo de problema puede bloquear o frenar la psicobioterapia.

---

16. Extracto de *Protocoles de retour à la santé* en ediciones Le Souffle d'Or.

- Nivel de dificultad: fácil.
- Indicación preferente: para todas las mujeres que han parido o que han abortado, que han tenido uno o varios hijos con los que han mantenido una relación de tipo fusional olvidándose de sus propias necesidades vitales. Este protocolo va a ser eficaz, ya se trate de parto, de aborto, de embarazo o de maternidad simbólicas, como de ocuparse de niños o de adultos en dificultad; en todos los casos, un tipo de experiencia donde la mujer –y, ¿por qué no?, el hombre –está descentrada, es decir, que ella no sabe ocuparse de ella, pero que lo hace ocupándose de otro.
- Contraindicación: ninguna.
- Condiciones de realización: siempre entre dos.
- Tiempo necesario: 20 a 30 minutos.
- Material: ninguno.

Introducción del protocolo

«Me gustaría preguntarle, por usted, ¿dónde se encuentra con precisión su centro?». Todos tenemos un eje de sustentación y un centro de gravedad que asimilamos muy a menudo al *hara* o *kikaï tendem* situado detrás del ombligo. ¿Qué pasa cuando una mujer está embarazada o cuando una hembra espera sus pequeños? ¿Qué le pasa a ese centro? Se convierte en otro, el todo fuera de sí. ¡Claro! El centro de mí misma ya no soy yo. Es otro, un bebé. Esto va a durar un período muy largo, alrededor de nueve meses; nueve meses de impregnación, de anclaje intenso.

¿Y la mamá? ¿Dónde se encuentra su centro a partir de ahora? O bien se descentra para dejar sitio al futuro, o bien se olvida y se convierte en otra persona.

«Mi centro eres tú, mi bebé, mi tesoro, mi dios, la niña de mis ojos, mi amor, mi vida, mi corazón, mi alma».

Planteo la siguiente pregunta: «¿Esto termina al parir?». No siempre. ¿Por qué razón? Porque la maternidad es una necesidad biológica fundamental. Para la prole, que es frágil, vulnerable, débil, una presa fácil, es indispensable que la madre –ya se trate de una mujer, o de una mamá cocodrilo, o de una mamá oso– se ocupe de sus *retoños,* que la madre se descentre, que se sacrifique como la mamá pelícano de la leyenda que da su sangre para alimentar a sus bebés.

En el parto, la madre (si no ha sido capaz de hacer sitio para el otro y ha seguido siendo ella misma) pare de su propio centro que, de repente, ya no está en su interior, sino en el exterior. Ésta es, a menudo, la única actitud posible de la madre para que su hijo reciba todos los cuidados y toda la seguridad que van a permitirle sobrevivir.

¿Y qué sucede con la madre? La madre ya no tiene centro, ya no se ocupa de ella misma. Espera que lo hagan los demás, como ella lo hace por otro (véase la metáfora del pequeño guante en el CD de audio *Histoires à déclics,* ed. Le Souffle d'Or). Este estado, de hecho, dura algunos meses, hasta el final de la lactancia… o algunos años; luego, la madre recupera su feminidad, su ciclo menstrual, su identidad, sus deseos. A veces, esto dura mucho más, incluso, si no se tiene cuidado, en ciertos casos patológicos, toda una vida. De esta manera, para la madre que ya no es mujer, ocuparse de ella misma se convierte en ocuparse del otro, incluso de otros; incluso si su bebé tiene veinte, cuarenta o cincuenta años. Y todo el mundo, todos los que pasan a su órbita se convierten en sus hijos, de los que se encarga; una carga que es pesada de sobrellevar por... los que sufren a esta mujer, porque ya no es una mujer, sólo es un par de mamas, una cuidadora (curandera),[17] una sombra.

Y sus hijos que han crecido, ocupándose de ellos, se ocupan de su madre. Porque el centro de su madre está en ellos; tienen, de hecho, que ocuparse particularmente bien de ellos mismos para que su madre esté satisfecha. Esta responsabilidad se basa en una confusión, es fuente de estrés, de desgracia y de desprecio. Como dicen algunas madres: «Lo hago por tu bien. Sólo pienso en tu felicidad». Una madre dice a su hija: «Sólo vivo para darte satisfacción y cuando seas realmente feliz, sólo me quedará morir». La hija, evidentemente, es depresiva, desgraciada, para permitir a su madre permanecer viva y no ser una asesina. Cuando la madre dice: «Sólo pienso en tu felicidad», ¿es realmente cierto? ¿Cómo comprobarlo? ¿Se puede verificar? ¿No será más sano para la hija tener una madre que sea mujer, que se ocupe de ella, que lo haga directamente sin pasar por el otro, siendo un modelo de felicidad que la hija podrá seguir luego? De esta forma, si cada uno toma conciencia de sí mismo, también podrá tomar conciencia del otro, de la diferencia en términos de deseo y de necesidad. Ejemplo de otras frases escuchadas: «Hijo mío, abrígate bien, porque tengo frío», «De nuevo, **me** has provocado fiebre».

He aquí el protocolo que te propongo para corregir este tipo de situación.

---

17. Juego de palabras entre *soignante* (cuidadora) y *soi-niante* (negación de uno mismo). *(N. de la T.)*

Protocolo

1) Darnos cuenta de este tipo de confusión en nuestra vida
«yo = el otro». ¿Qué otro? ¿Vivido con quién? Encontrar
la o las personas con las que estamos confundidos. La mayoría de las veces, se trata de un hijo, de una hija, de un
aborto natural, de un hijo adoptado, de nuestra propia
madre o de la equivalencia a un embarazo. Para identifi-
car a nuestros *inquilinos,* podemos hacernos la pregunta:
«¿Quién es tan o más importante que yo? ¿Por quién estoy
dispuesto a morir, a sacrificarme, a sufrir, a olvidarme de
mí misma?».

2) Tomar conciencia del límite en el desarrollo humano, eco-
lógico y afectivo, que conlleva tanto para una misma como
para los demás.

3) PUNTO ESENCIAL:
Visualizar tu propio *centro,* la mayoría de las veces se encuentra en el vientre, bajo la forma de un objeto o de una
forma simbólica, geométrica.

Voy a comparar esto con el molde de una obra de arte,
de una escultura. Es la obra, pero hueca. La obra, a veces,
ya no se encuentra en ese sitio. Sólo queda el hueco, la
forma, el molde, el vacío. Describir esta forma lo más de-
talladamente posible.

4) En el caso de varias personas con las cuales tenemos una
relación fusional-confusional, escoger la primera de esas
personas. A veces, el primer embarazo. Para ello, visualizar

en el espacio alrededor de uno mismo, el espacio que sentimos ocupado simbólicamente por esa persona.

Por ejemplo: pienso en mi primera hija, tengo la impresión de que está a tres metros a mi derecha, ligeramente en el aire.

Así pues, definir bien ese espacio.

5) FACULTATIVO: ¿En qué momento mi centro se expatrió de mí? En el parto o en otro momento, como por ejemplo en el momento de un accidente o de una tragedia que le ocurrió a esa persona, hijo, hija, etc.

6) PUNTO ESENCIAL:

a) Viajar en el cuerpo de esta persona –como mi hija que está a tres metros de mí–, a la búsqueda de mi centro o de un *pedazo* de mi centro como si tuviera un aparato radiológico que ve a través de la carne.

b) Recupero mi pedazo (con, por ejemplo, un amante particular que atrae irresistiblemente todos mis pedazos). Todo esto va del exterior de mí misma, es decir, del interior del otro hacia el interior de mí misma. Reemplazo mi yo en mí misma, lo visualizo. Y, a cada inspiración, vuelvo a poner, a posicionar, a reinstalar ese centro en mí.

c) ¿Qué pasa en términos de sensación, de beneficio, de experiencia?

d) ¿Cómo reacciona el otro? *¿Cuáles son sus beneficios y ventajas?*

e) Visualizar las relaciones que todavía pueden estar ahí, de manera residual entre nosotros; como, por ejemplo, un cordón. Cortar ese cordón en varios pedazos y dejarlos caer sin ocuparse de ello.

f) Si es necesario, puedo revivir el parto dando a luz al otro, pero dejando mi centro en mí misma. ¿Cuál es la nueva relación que permite a la otra persona establecerlo ahora?

g) *Y sobre todo, ¿cuál es el beneficio para el otro de ese nuevo tipo de relación?*

7) En el marco de varias relaciones confusas, hacer lo mismo que en el punto 6, con cada depositario de una parte de mi centro reconstituyo íntegramente el puzle de mí misma.

8) Practicar el protocolo íntegro cada vez: beneficio para el otro, beneficio para mí y nuevo tipo de relación.

✳

PATOLOGÍAS DEL EMBARAZO Y DEL PARTO

Embarazo extrauterino

La vivencia biológica conflictiva

¿Qué historia nos revela este síntoma?
Mis proposiciones de trabajo, de descodificación, están abiertas, sólo son hipótesis, porque lo que propongo es

crear la toma de conciencia. Nada más. Ninguna certeza absoluta ni totalitaria.

El embarazo extrauterino es, de alguna manera, como una arteriosclerosis de los pequeños músculos de la trompa de Falopio. Encontramos pequeños músculos y pequeñas vellosidades que hacen avanzar el huevo fecundado. El deseo de embarazo de la mujer va a permitir la concepción que transporta el huevo al útero, y esto gracias a pequeños músculos.

Aquí la mujer quiere, pero al mismo tiempo, no quiere: «Quiero un hijo y no lo quiero». Una parte de su cerebro está dando la orden a sus células ciliadas de transportar el huevo a la zona de acogida. Y, al mismo tiempo, otra parte de su cerebro, por otras razones, rechaza este embarazo, a causa de noches en vela, pañales, preocupaciones financieras, problemas de custodia, de trabajo, de pareja... De esta manera, las frases que pueden «hablarle» a la mujer son:

EMBARAZO DESEADO Y TEMIDO A LA VEZ. CONSCIENTEMENTE, SE QUIERE UN HIJO E, INCONSCIENTEMENTE, NO SE QUIERE; O A LA INVERSA.

«No es el momento apropiado».
«No es la pareja apropiada».
Relación sexual vivida en el seno de la violencia.
«¿Quién es el padre? ¿Mi marido? ¿Mi amante?».
«Estar embarazada en la norma es fuente de conflictos».
«Mi embarazo está fuera de las normas, de los usos y costumbres».

> «No quiero acoger o que crezca el hijo ahí donde se supone que debe crecer» (en la familia, en esta casa).
>
> «Mi vivienda es muy pequeña; mi habitación es el útero, si no tengo habitación, mi hijo va a alojarse en las trompas».
>
> «La casa es demasiado pequeña para albergar un hijo».
>
> «Mi hijo no tendrá su sitio, ningún hogar en el futuro».
>
> El niño se va a agarrar donde pueda, en un lugar que no está previsto.

Ejemplo

Se trata de una familia de siete personas que viven hacinadas en un pequeño apartamento. El futuro bebé creará un problema de falta de espacio, no tendrá su sitio en la familia. La mamá, como preconizaba Françoise Dolto, habla a su bebé, le explica que se arreglarán y que tendrá su sitio, que es bienvenido. ¿Casualidad? Al día siguiente, el óvulo fecundado desciende al útero.

Contracciones uterinas durante el embarazo

La vivencia biológica conflictiva

Si la mujer vive un drama, un bio-shock, cualquiera que sea la vivencia, se vuelve a poner en simpaticotonía. Esto puede comportar un sufrimiento fetal. El útero se contrae entonces como si quisiera expulsar ese niño.

El bebé, a veces, siente dolores y una falta de espacio, entonces la solución biológica es la de dar a luz antes de las contracciones.

Igualmente, podemos preguntarnos: «¿Qué ha vivido la madre en tal mes de embarazo en el útero de su propia madre?».

«Quiero echar a alguien de mi casa, de mi familia o irme yo misma».

Mola

Es un huevo patológico caracterizado por un proceso, a la vez, hiperplásico (multiplicación celular) y distrófico, así como una disfunción vascular que altera las vellosidades coriónicas (relativas a corión). Las prolans aumentan.

Es una masa desarrollada en el útero como consecuencia de la degeneración de las vellosidades de la placenta. La mola o huevo claro se termina espontáneamente alrededor del cuarto mes por un aborto involuntario.

La vivencia biológica conflictiva

Es una FORMA PARTICULAR DE CONFLICTO DE PÉRDIDA:
DESEAR UN DESEO DE TENER UN BEBÉ, ESTAR EMBARAZADA DE UN DESEO DE TENER UN BEBÉ.

Huevos claros:

La madre tiene un gran deseo de tener un hijo y el padre un gran deseo de no tener un hijo.

Puede haber una ambigüedad en el deseo de tener un hijo.

Exceso de acogida.

Sin personalidad, sin proyecto.

«Es difícil de concretar».

Toxemia gravídica, eclampsia

Toxemia: *la placenta se vuelve tóxica.*

Eclampsia: *es un suceso agudo paroxístico de la toxemia gravídica, que consiste en episodios repetidos de convulsiones, seguidos de un estado comatoso. Es un problema grave de emergencia médica: en el parto se producen hemorragia, hipertensión arterial, edema, posible epilepsia, problema renal, etc.*

La vivencia biológica conflictiva

Toxemia:
«Tengo miedo a la muerte, miedo a morir en el momento del parto».

Eclampsia:
«Quiero matar a alguien (mi marido, mi padre...)».

Parto de nalgas

La vivencia biológica conflictiva

«Muestro quien soy».

«Esperaban un chico y soy una chica».

«El exterior es negro, negativo, voy hacia atrás».

«Tengo miedo de seguir hacia adelante».

Retraso en el parto

La vivencia biológica conflictiva

Por parte del hijo:

«No quiero salir».

«Freno».

Por parte de la madre:

«Todavía quiero retener a mi hijo».

«No me siento preparada».

Gemelos

Hipótesis de sentido biológico:

El sentido está quizás relacionado con la pérdida y con el hipertiroidismo de la familia. «**HAY QUE TENER HIJOS RÁPIDAMENTE** y, para ganar tiempo, hacemos dos embarazos en uno». Como la coneja que tiene dos úteros e inicia un segundo embarazo cuando el primero ya está en curso. Los conejitos son la nevera de los zorros, y **hay que producir muchos para que sobrevivan unos pocos.**

En el caso de los aguiluchos, la cría que nace primero se come a la segunda. Así, esa segunda cría nace para servir a la anterior como la **primera comida.**

En el caso de los loros azules, la cría que nace en segundo lugar es más pequeña y sólo sobrevive en caso de que la primera muera. Es **la cría de reserva,** por si acaso (véase el síndrome de la «rueda de repuesto» descrito por Salomon Sellam en *Le syndrome du gisant* en ediciones Bérangel).

De esta manera, la gemelaridad responde, quizás, a un **CONFLICTO DE PÉRDIDA O DE MIEDO A PERDER A UN HIJO;** concebimos un **hijo de repuesto.** De alguna manera, hay uno que existe y otro que no, que está como sustituto, a la sombra, por si se diera el caso de que el primero muriera (simbólicamente, por supuesto).

Ejemplo de dos hermanos: el primero se llama *Côme,* el segundo *Pacôme.*

La vivencia biológica conflictiva

Edemas:
Fase de resolución de un conflicto anterior a la concepción.
«Pierdo todos mis puntos de referencia».

Hemorragias:
«Quiero eliminar a alguien de mi familia: el padre, el hijo...».
Si se trata de un **coágulo** de sangre:
«Quiero eliminar la unión entre dos personas».
«Su unión me agrede».

Coágulo de sangre que obstruye la arteria uterina:
Cuando tuvo el primer parto, la señora X sufrió una hemorragia. Poco antes del segundo parto, su cuerpo produce un coágulo para impedir una posible hemorragia, vinculada en su cabeza al parto.

Anemia:
«No quiero molestar a la otra persona, quitarle su vida, su oxígeno».
«Tengo miedo a molestar».
«No tengo derecho a la pelea en el marco familiar. Para sobrevivir, no hay que responder».

Hemorroides:

«¿Quién soy?».

«Ya no tengo sitio en esta familia».

«Hago sitio a esta nueva identidad: el bebé o el estado de mamá».

«Dreno las porquerías que hacen más pesada a esta familia».

Hiperproducción de leche:

«He tenido miedo por mi bebé durante el embarazo».

Ejemplo: «He sufrido muchas amniocentesis y tengo miedo que esto le haya hecho daño».

Descalcificación

«¿Para qué sirvo?».

«Me siento inútil».

Patología del cuello del fémur:

La señora X está embarazada y todo el mundo le dice que aborte: «Eres demasiado vieja…». Ella resiste, aguanta y, después del nacimiento, tiene dolores en el fémur.

Incompatibilidad de Rh:

«No quiero saber nada de esta familia tóxica, mortífera; quiero proteger a mi hijo de ella; querría que no existiera esta familia, esta memoria, estas historias tóxicas».

Atresia esofágica:

Ausencia de esófago.

«Mi niño sólo me necesita a mí. Voy a darle todo a través de mi sangre».

Cordón umbilical alrededor del cuello

A veces, en su vida adulta, las personas que han tenido el cordón alrededor del cuello al nacer se sienten con la soga al cuello; la solución es no llevar dinero en efectivo,[18] porque mata. En última instancia, con la tarjeta de crédito es soportable, pero no hay que llevar dinero encima, esta energía vital es un vínculo que me asfixia; por lo tanto, si tengo dinero, voy a ahogarme, porque es la sangre que hay en el cordón la que me está asfixiando.

---

18. El autor hace un juego de palabras entre líquido y *liquidités* («dinero en efectivo», en español). En los ganglios linfáticos del cuello se encuentra el fluido (líquido) intersticial. *(N. de la T.)*

Placenta

Etimología: *pastel, galleta.*

Para algunos, la placenta es como un gemelo que habría dado la vida.

En algunas culturas, se entierra la placenta y luego se planta un árbol para que el niño encuentre su lugar.

La placenta permite la comunicación con la madre. Si la madre está en conflicto, la placenta está ahí para proteger al hijo.

Placenta previa

La placenta conecta con el orificio interno del cuello del útero, bloqueando así el paso del feto durante el parto.

La vivencia biológica conflictiva

«Protejo al niño de la violación, del padre o de cualquier agresión».

«Tengo previsto todo menos lo imprevisible». (Descodificación de Jean-Jacques Lagardet)

«Mi hijo puede ser agredido».

Desprendimiento prematuro de la placenta

La vivencia biológica conflictiva

«Tengo miedo de ser tóxica, de hacer daño a mi bebé».
«El mundo exterior es peligroso».

Ejemplos

La señora X está contenta de estar embarazada y, al mismo tiempo, tiene miedo: «En un 70 por 100, quiero que mi bebé esté en relación conmigo y, en un 30 por 100, no lo quiero». Desprendimiento del 30 por 100 de la placenta.

La señora X opina de ella misma que es tóxica, peligrosa cara a su hijo porque bebe y fuma.
«El 80 por 100 que sale de mí es bueno, el 20 por 100 malo». Desprendimiento del 20 por 100.

Trofoblastoma

Cáncer de placenta: corioepitelioma de la placenta.

La vivencia biológica conflictiva

1. Si una persona nace después de uno o dos niños nacidos muertos, su PLACENTA DEBE SER MÁS IMPORTANTE.

2. «NO ESTOY SEGURA DE LLEVAR EL EMBARAZO A CABO». Así pues, hace falta más alimento, más placenta para que haya más intercambios nutritivos entre la madre y el bebé».

3. «YO ACOJO, PERO LA CASA ESTÁ VACÍA, YO ACOJO, PERO NO HAY DESEO DE TENER UN NIÑO POR PARTE DE MI MARIDO» (esto, a veces, provoca igualmente embarazos nerviosos).

GENERALIDADES SOBRE LA SEXUALIDAD

FISIOLOGÍA

Dos sexualidades

- El hombre tiene dos sexualidades: masculina + femenina.
- La mujer tiene dos sexualidades: femenina + masculina.

Hombre

Sexualidad masculina del hombre = la erección – el pene.

Sexualidad femenina del hombre = el punto prostático; la próstata generará un orgasmo femenino.

Orgasmo masculino = descarga – eyaculación – expiración bronquial – monoorgásmico.

Mujer

Sexualidad femenina de la mujer = la vagina.

Sexualidad masculina de la mujer = el clítoris.

Orgasmo femenino = dispersión – en ola – inspiración laríngea – multiorgasmo posible.

Tres fases en el orgasmo

Subida.
Meseta.
Bajada.

En el hombre, la subida es repentina y rápida, y la bajada es inmediata.
En la mujer, la subida es progresiva y puede mantenerse en la meseta.

El punto prostático es similar al punto G de la mujer (primer tercio de la cara anterior de la vagina, de la talla de una moneda de diez céntimos y que puede aumentar de tamaño en el momento de la excitación). Este punto prostático se excita en los homosexuales hombres femeninos.

Clítoris y pene: reaccionan a la testosterona. El pene se infla de sangre bajo la acción del sistema parasimpático. La eyaculación está provocada por el sistema simpático, el orgasmo es una crisis épica, el acmé de la vagotonía.

El objetivo de la seducción para el hombre es el de poner a la mujer en estado de vagotonía, en relajación, en confianza, en bienestar; esto permite un flujo de sangre a nivel de la piel, de las mucosas y de los órganos genitales, así como la humidificación vaginal. Seducir es reducir un estrés. La seducción de la mujer pone al hombre en simpaticotonía.

El orgasmo masculino se manifiesta por una expiración prolongada. Tiene como punto de partida el córtex temporal derecho, pero otras uniones pueden participar en esta crisis épica en función de las vías de la primera relación sexual, de la huella.

El orgasmo femenino vaginal se manifiesta por una inspiración prolongada. Tiene como punto de partida el córtex temporal izquierdo.

El orgasmo mixto (masculino y femenino), como, por ejemplo, vagina más clítoris, tiene como punto de partida el córtex derecho y el córtex izquierdo. Se parece a una pequeña muerte.

Si la mujer sólo usa su clítoris, únicamente accederá a un orgasmo masculino bronquial.

Si contrae el punto G, la vagina, accede a un orgasmo total (inspiración + expiración).

Especialmente, es el primer tercio de la vagina el que está más inervado, pero la mujer experimentará sensaciones hasta el fondo de la vagina (dilatación que crea un deseo de penetración).

Una mujer con un orgasmo muy fuerte puede ovular, sin importar en qué momento del ciclo esté, de ahí ciertos problemas de cálculo. Tan pronto como hay orgasmo, la fecundidad aumenta; el orgasmo es una necesidad biológica.

La pubertad está marcada por un avance hormonal importante y por la masturbación (repetición general del acto sexual). Somos los más lentos de todos los mamíferos a la hora de construirnos sexualmente: precisamos, como promedio, unos doce o trece años.

La sexualidad adulta implica tener una pareja y que haya penetración sexual. Para que la pareja continúe funcionando, es preciso un proyecto de niño real o simbólico (animal, casa, etc.).

Erección

En términos de fisiología, es como las *morcillas* de un colchón hinchable que están una al lado de la otra: una por arriba y otra por abajo. Es lo que permite la dureza del pene. A diferencia de muchos animales –perros, gatos–, que tienen huesos en el pene, el hombre no los tiene. Es toda la fisiología del pene la que va a provocar una erección gestionada por el sistema **parasimpático.** Por esta razón, cuanto más estresados están los hombres, más les cuesta tener una erección, porque están en conflicto: para tener una erección es preciso que haya una *relajación*.

La erección en el hombre corresponde a una vasodilatación vaginal en la mujer. Cuando una mujer está excitada, hay un alargamiento de la vagina y es como si hubiera una especie de deseo, de aspiración y una dilatación de la vagina. Es una erección femenina: muy a menudo, se piensa que sólo el hombre tiene una erección, pero la mujer también tiene una, pero interna. Cuanto más excitada está, más puede sentir que busca un deseo en su interior.

Eyaculación

Está vinculada al sistema **ortosimpático.**

Los hombres que han tenido una relación equilibrada con el padre gestionan de forma armoniosa su sexualidad. Para una mujer, si ha tenido una relación equilibrada con la madre, le será más fácil gestionar su sexualidad.

Si el padre reconoce la sexualidad de su hija, ella podrá tener un valor en su construcción sexual; de lo contrario, vivirá una desvalorización en esa construcción («Eres una puta», «Sales demasiado»...). La mujer que no ha sido reconocida y aceptada en su sexualidad buscará un compañero «macho» como su padre.

La sexualidad masculina está mejor reconocida socialmente que la sexualidad femenina. Por lo tanto, estadísticamente, hay menos problemas sexuales en los hombres que en las mujeres.

CONFLICTOLOGÍA

He aquí algunas reflexiones *(en cursivas)* del señor **Francesco Basile.**

Y, para profundizar, también puedes adquirir el libro de Philippe Lévy en ediciones Le Souffle d'Or: *Décodez votre sexualité,* y la obra de Dany Paolini en ediciones Bérangel: *Pourquoi je n'ai plus envie de faire l'amour avec l'homme que j'aime.*

*En el mundo animal, la relación sexual es una forma de selección natural: sólo **el dominante** (aquel que es el más fuerte, garante de un ADN de calidad, es decir, preparado para cualquier prueba de supervivencia) tiene derecho a la sexualidad. Por esta razón, una mujer desea sexualmente al hombre si, en su representación, él es dominante (en su rol social; ejemplo: empresario, actor de cine, as del deporte...).*

Si, en su representación, el hombre desciende del pedestal y la decepciona, puede que la mujer ya no sienta deseo sexual, sino solamente una ternura de tipo amistoso.

Encontramos numerosos ejemplos de mujeres que ya no sienten deseo por su pareja, pero que, en cuanto esa pareja se interesa por «otra hembra» (lo que para el cerebro está descodificado como comportamiento dominante), su deseo vuelve con más fuerza.

Si una hembra se convierte en dominante, tendrá el comportamiento de un macho seductor y se dirigirá con iniciativa hacia los machos dominados, pero entonces su prole puede estar en peligro, ya que en la naturaleza el dominante puede eliminar a los pequeños.

Vaginismo, frigidez

La vivencia biológica conflictiva

«ME SIENTO INVADIDA POR EL OTRO».

«Al principio del acto, cuando me besa, me acaricia, me siento muy a gusto, bien lubrificada, pero basta que comience a tratar de penetrarme para que me bloquee. Sin embargo, es muy dulce conmigo», explica una paciente desesperada, porque no consigue comprender la reacción de su cuerpo. La **representación de un cuerpo extraño en ella** estaba relacionada con una vivencia de miedo profundo. *«Mi madre era violenta, me pegaba mucho (madre esquizofrénica). Mi madre me forzaba a comer, controlaba todo; mis padres entraban en mi habitación sin preguntarme…».* El terapeuta, Francesco Basile, le pidió que se reapropiase de su vagina: ella, en estado de relajación,

debe introducir su dedo en la vagina para determinar las zonas dolorosas y descomprimirlas apoyando, para sentir adecuadamente las sensaciones y liberar las emociones asociadas a la agresividad.

Ya no le hace daño y, por fin, a los 28 años, ha tenido su primera relación sexual agradable. También ha aprendido a escuchar su cuerpo, a familiarizarse con él, a aprender a quererlo, a quererse, con mucho cuidado.

Anorgasmia

La vivencia biológica conflictiva

«TENGO MIEDO DE PERDER EL CONTROL».

«Si me abandono a las sensaciones de placer, estoy en peligro».

«Siento placer, pero no llego al orgasmo», se quejaban varias mujeres.

El orgasmo es como el sueño: cuanto más se busca, menos se encuentra y más imposibilitas que llegue.

En los casos más leves de anorgasmia o incluso de necesidad de alcohol para llegar al orgasmo podemos encontrar, a veces, un conflicto de vergüenza (en relación con el otro).

Reflexión: la píldora no es, especialmente, una buena amiga del orgasmo.

Ausencia de deseo de hacer el amor

La vivencia biológica conflictiva

CONFLICTO DE ASCO.

Ejemplos

La imagen de mi cuerpo

La señora X se sincera: «Desde hace unos meses, no tengo más ganas de sexo. Ni siquiera se trata de mi compañero, es realmente el sexo. A veces, cuando pienso en eso me da asco, me parece innecesario». Descubre que, desde que ha engordado diez kilos, ya no soporta la imagen de su cuerpo y, entonces, entregarse le resulta insoportable.

Culpabilidad

La señorita X, de repente, ha dejado de tener ganas de sexo. No tiene ganas de tener un hijo (es el deseo de su compañero). Todo esto está relacionado con su aborto a los 22 años, se siente sucia y llena de culpabilidad.

Mujer

Para otras mujeres, la representación de una mujer, **tanto si es madre, como si es puta,** produce a menudo un bloqueo sexual.

Frigidez

La vivencia biológica conflictiva

AGRESIÓN SEXUAL.

Padre que no da seguridad. El hijo no está en la realidad, de ahí una angustia frente a cualquier toma de posición.

Delante de una elección no resuelta, el cerebro no puede hacer la síntesis. La solución es parar.
Estado de catalepsia.

Falta de comunicación.
«Mi padre no cumplió su papel».
«Me siento invadida por el otro».

Impotencia, gatillazo sexual

Dificultad para mantener la erección.
Bajada de la libido (es el *fracaso en la cama*).[19]

---

19. El autor hace un juego fonético entre libido y *bide au lit* («fracaso en la cama», en español). *(N. de la T.)*

La vivencia biológica conflictiva

Es, tradicionalmente, el síndrome del **dominado.**

El miedo abre los vasos sanguíneos, la erección es un flujo de sangre en un cuerpo cavernoso. Pero llega un momento en el cual los vasos de salida de la sangre se contraen para impedir el reflujo y permitir la erección. En esa situación, el hombre tiene miedo de su mujer, está sumiso. Miedo de hacerle daño, de mostrarse violento, de herir sus sentimientos…

Situación a la que se añade una desvalorización sexual: «No soy capaz de satisfacerla…».

El hombre que es demasiado mental, que está más en su cabeza que en su cuerpo, percibe menos sensaciones en el pene y no aguanta la erección.

El hombre, normalmente, controla su eyaculación por el paso de la excitación a la relajación.

Pérdida de territorio sexual.

«Tengo miedo de las mujeres».

Hombre borrado = se siente agredido por lo femenino.

Esto puede provocar una anestesia del pene, con pérdida de sensibilidad del pene.

Conflicto de impotencia sexual en relación al padre demasiado potente.

«Mi padre me bloquea».

Eyaculación precoz

La vivencia biológica conflictiva

«Separado de la mujer; agredido por el padre».

Es el «correcorre», la urgencia antes de que llegue el dominante.

«Hay que hacerlo rápido para no ser sorprendido».

«Tengo miedo de hacer sufrir a mi madre».

Según Josy Kromer, es el conflicto del tercer ciervo: un hombre teme que su compañera lo deje. Es el tercer ciervo quien fecunda rápidamente a una cierva mientras que los otros dos ciervos están peleándose.

«No puedo tener una relación sexual porque estoy en un ambiente de gran estrés (o no tengo derecho)».

Conflicto del ternero que no puede atrapar a la gran hembra.

Reactivación permanente de la desvalorización del acto sexual (autoprogramado).

CONCLUSIÓN

Los dos escollos

Existen dos escollos, dos extremos, cuando deseamos ayudar, hacer un favor, permitir el cambio, *agrandarlo,* conferir más consciencia o salud. Se trata de:

- **Hacer creer en Papá Noel,** ser víctima de una inconsciencia, ingenua e infantil.
- **Pensar que todo está perdido,** que no hay nada más que hacer; ser víctima del fatalismo.

En el primer caso, hacer creer en Papá Noel, el peligro está en prender una esperanza que, una vez apagada, enfriada, frustrada, convertirá al sujeto en alguien desamparado, desalentado. Una esperanza de curación que ningún terapeuta controla. En efecto, seamos honestos: ninguna corriente terapéutica puede decir: «¡He curado, curo y curaré a todo individuo de todas las enfermedades!». Peor que creerlo es hacerlo creer. Que practiques la descodificación biológica, la osteopatía, las flores de Bach, la alopatía o el psicoanálisis, no cambia nada esta evidencia.

Desgraciadamente, forzoso es reconocer que un cierto número de pretendidos terapeutas dejan creer que todo es posible. *«Basta con..., ver a ese terapeuta, comprender que..., encontrar su emoción, volver a su antepasado..., etc.».* Pero esto no es tan simple, no siempre.

Es urgente deshacerse de la creencia en su *omnipotencia infantil,* creencia descrita por los psicólogos. ¡Creencia del niño que piensa que basta desearlo para que funcione! Un excesivo número de pacientes, de lectores, de terapeutas, se han quedado atascados en este *pensamiento mágico.* Volverse adulto es aceptar la realidad de nuestros límites.

Pero en el interior de esos límites, sabedlo: «¡Hay sitio! Hay cosas que hacer, vivir, realizar y realizarse, amar y ser amado, infinitamente...».

En el segundo caso, en el otro extremo, encontramos el fatalismo: «Ya no hay nada que hacer. Estás perdido. Está escrito en las estrellas o en un libro: estás perdido, no nos curamos de eso...».

Sin embargo, es frecuente enterarse, a través de una revista, un artículo, un testimonio, que un hombre, una mujer, acaba de curarse espontáneamente de una leucemia, acaba de desembarazarse de una infección, incluso que un bebé seropositivo se ha convertido en seronegativo, que el melanoma de tal persona se ha fundido como la nieve al sol. ¡Quizás se puede creer que, alguna vez, por lo menos una afección ha podido ser vencida! Sea por el rezo, por la autosugestión, la hipnosis, el psicoanálisis, la lectura, los antibióticos, Lourdes, la descodificación biológica, las visualizaciones contra todos los pronósticos, el amor, un régimen, una decisión, un viaje al mar contra viento y marea, entre otros. Y esto es, realmente, fascinante, comprobar estas curaciones y preguntarse: «¿Por qué, pero por qué tal persona se ha curado de esta patología y por qué aquella otra ha muerto de la misma patología?», esas dos personas teniendo el mismo peso, el mismo diagnóstico, los mismos recursos, ¿por qué?, ¿*cuál es la diferencia que las hace diferentes?* Y una diferencia de peso: tener una remisión, mejorar, curar.

Los transversales de la curación

Investigadores estadísticas se han hecho esta pregunta: «*¿Pero qué es lo que provoca la curación, sí, qué camino es el mejor?*»: ¿la alopatía, la homeopatía, la kinesiología, la chocolaterapia, el psicoanálisis freudiano, lacaniano o junguiano, la terapia genealógica, transgeneracional o psicogenética?

Al final de un largo estudio, la sentencia se dejó caer: la mejor terapia, la más eficaz, la más duradera, la más profunda..., la primera de todas las categorías es: *la relación*. La calidad de la relación. Relación entre paciente y terapeuta, relación que permite otra relación, la que hay entre consciente e inconsciente, problema y recurso, entre pasado y futuro.

¿Y qué es una relación de calidad, según esos especialistas?

Es una relación intensa, emocional y de confianza con una persona que te ayuda; un intercambio claro en el que cada persona es ganadora. Un terapeuta que **explique** el método teórico que él utiliza y que permite al paciente **integrar** esas nuevas concepciones. Un terapeuta que despierte la esperanza haciendo **experimentar una mejoría.** Y sobre todo un terapeuta que **acompañe al paciente en su vivencia,** un terapeuta que permita a todo paciente domesticar su vivencia, domesticarse, de esta forma, a sí mismo con toda seguridad.

Así pues, se trata de domesticar esos monstruos interiores que, a veces, los llamamos Vulcano, Lucifer, Zeus, Amazona,

Príapo, Thor, Procusto… y, a veces, todavía de manera más moderna, angustia, rabia, decaimiento, desvalorización, vacío, malestar…, nuevas divinidades para combatir en el panteón del inconsciente que se busca.

Entonces, ¿qué es la curación?

Sin ningún aporte exterior, la piel cicatriza sus heridas, el hueso se recalcifica tras las fracturas. ¿Por qué? Porque el cuerpo está constantemente regenerándose, renovándose, excepto, tal vez, las neuronas. Tan pronto como nuestro cuerpo sufre una agresión, aparece una inflamación para poner las cosas en orden. Enquistamiento, eliminación, hemorragia, infección, calcificación son algunos de los fenómenos observados para volver al funcionamiento habitual del cuerpo.

Pero la terapia también es un fenómeno artificial. ¡A tal hora, a tal sitio, vamos a ver a un profesional para curarnos! ¡Curación bajo demanda!

El terapeuta es un **jardinero,** pone en su sitio las condiciones óptimas para permitir la germinación, floración, fructificación; las tareas son riego, poda, trabajo de la tierra. Pero en ningún caso, ¡se crea ni el sol ni la lluvia! Tampoco se toma por responsable del viento, de la polinización, del crecimiento. Él excava, y si es el momento, eso crece, eso da lo que puede dar: frutos, flores, granos, sombra, perfumes…

Esta humildad nos aleja del orgullo y de esa tensión de deber curar todo, curar todo lo que se mueve. En efecto, creer y hacer creer en la curación siempre, por tus medios, es un delito reprensible y reprimido por la ley de los hombres y no concuerda con las leyes biológicas. Porque es tomarte por el cuerpo del otro, sus plaquetas, sus anticuerpos, sus capacidades de reparación. Sólo el cuerpo del enfermo cura al enfermo de su enfermedad. Y en el momento preciso: *«No abrimos una flor con los dedos»*, escribió el poeta. Su tiempo no es tu tiempo.

¿Y qué tiene que ver la descodificación en todo esto?

¡Pues bien! Tal vez, somos simplemente jardineros biológicos. Jardineros a los que les gusta, antes de nada, observar las leyes de la naturaleza e interrogarse: «¿Cómo funciona cuando funciona? ¿Qué debe ser curado? ¿El efecto o la causa? ¿El espíritu o la forma?».

La causa clama la descodificación. ¿Y dónde encontrarla? A partir del sentido del síntoma. Sentido biológico.

Y después, ¿cuál es la intención positiva de la enfermedad? Otros terapeutas se han dado cuenta, desde luego, de que detrás de cada problema aparente se esconden una causa, una intención, un sentido. La descodificación se apoya simplemente en la vivencia específica de cada órgano. Cuando su función ya no es satisfactoria, la laringe tiembla de miedo, la vejiga se tensa, los ojos temen lo que se sitúa detrás de ellos, la piel se siente sola, el esqueleto se cree un inútil, los senos tienen un mal presentimiento, la vesícula biliar grita su cólera, los pulmones se asfixian, un bronquio reclama más espacio y libertad, y los dos pechos desconfían uno del otro.

El terapeuta es un guía de montaña

Sólo puede acompañar a una persona voluntaria allí donde ella misma ya ha estado… y de donde ha vuelto. Es un **vulcanólogo de terreno, un espeleólogo de las profundidades, un aventurero, un explorador.**

Pero no, no es ni un guardián de museo ni un librero de libros viejos.

Mujer y hombre, curiosos por encima de todo, tienen una vida privada, saben aprovechar sus jornadas, tienen una exigencia de consciencia y aceptan sus carencias y el *feed-back* de la vida.

Quizás puedan, a veces, oír el cuerpo enfermo murmurar a quien quiera escucharlo:

«Tengo ganas de alegría y de fiesta,
de respeto y de compartir,
de escucha y de ternura,
de simplicidad
y de saberme efectivamente vivo en el camino milagroso
que nos ofrecen los muertos que nos han precedido
y con los que nos reuniremos para permitir a nuestros hijos
que sean agradecidos por la gracia recibida».

El terapeuta está al servicio de aquel que ose concederle su confianza, el espacio de un instante de fragilidad entre dos momentos de potencia.

✳

La conclusión de la conclusión…

Para aquel que sepa descodificar, cada órgano enfermo habla de forma muy precisa de aquél a quien pertenece.

Cuando el paciente tiene una patología se convierte, sin saberlo, en psicobioterapeuta, pues he aquí lo que nos enseña el diccionario:

La palabra *patología* quiere decir «*estudio de las pasiones*». La patología es «el estudio de las afecciones mórbidas»; la palabra *pathos* significa «emoción», «lo que sufrimos», es decir, lo que viene a alterar el estado normal de un ser.

«La desventura, la iniciación o bien la pasión (placer, pena, cólera, amor…) concebida como una situación que nos somete es patética, lo que crea la emoción. Este término, a veces, es el opuesto a *ergon:* el acto».

La enfermedad, ese divorcio de uno mismo, *es* un mensaje para ti. En primer lugar, la enfermedad te dice:

—¡Tu cuerpo te pertenece!

—¡Eres único!

—¡Tienes emociones inconscientes!

—¡Tu enfermedad te está hablando! ¡Quiere hacerte crecer en tu propia consciencia! Entonces…

… Escucha a tu enfermedad,
¡te escucharás a ti mismo!
Acoge a tu enfermedad,
¡te acogerás a ti mismo!

De esta manera, cuando te escuches,
cuando te acojas,
¡cambiarás!
Y convirtiéndote en ti mismo,
la enfermedad desaparecerá.

Y ante ti
aparecerá, finalmente,
tu camino…

PUNTOS PEDAGÓGICOS

AGRADECIMIENTOS

Pierre-Olivier Gély,
Patrick Chevalier,
Dominique Vial-Boggia,
Caroline Sabroux,
Francesco Basile,
Marc Fréchet,
Philippe Lévy,
Jean-Jacques Lagardet,
Laurent Daillie,
Salomon Sellam,
así como a todos los autores de la revista *Causes et Sens*
(Causas y Significados).

ÍNDICE TEMÁTICO

ÍNDICE